新时代高等中医教育全科指导

经典中医
——中国平脉查体医疗学典

郭朝印　著

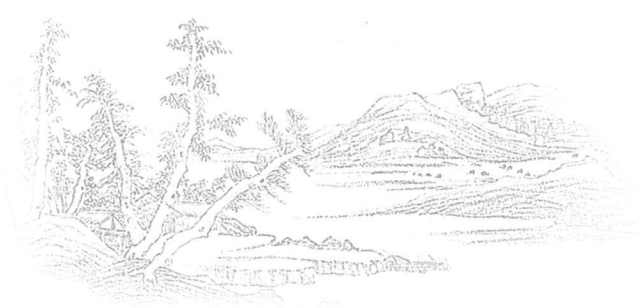

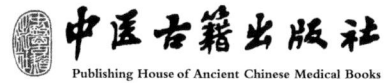

中医古籍出版社

Publishing House of Ancient Chinese Medical Books

图书在版编目（CIP）数据

经典中医：中国平脉查体医疗学典/郭朝印著 . —北京：中医古籍出版社，2019.8
ISBN 978 - 7 - 5152 - 1948 - 6

Ⅰ. ①经… Ⅱ. ①郭… Ⅲ. ①脉诊 - 研究 Ⅳ. ①R241. 2

中国版本图书馆 CIP 数据核字（2019）第 168353 号

经典中医——中国平脉查体医疗学典

郭朝印 著

责任编辑 孙志波
封面设计 映象视觉
出版发行 中医古籍出版社
社　　址 北京东直门内南小街 16 号 （100700）
电　　话 010 - 64089446 （总编室） 010 - 64002949 （发行部）
网　　址 www. zhongyiguji. com. cn
印　　刷 北京博图彩色印刷有限公司
开　　本 710mm×1000mm 1/16
印　　张 14
字　　数 190 千字
版　　次 2019 年 8 月第 1 版 2019 年 8 月第 1 次印刷
书　　号 ISBN 978 - 7 - 5152 - 1948 - 6
定　　价 80. 00 元

内 容 提 要

　　本书作者考证，历史上中国医学在世界上曾有过一个"扁鹊"医学时代的辉煌。古典原创中医是一个"平脉查体"医疗医学模式。大量埋藏在古籍里的中华民族先祖五千年的医疗智慧还没有被发掘出来。在作者四十余载不懈努力深层挖掘整理之下，使得这一医疗模式和技术得以修复和临床应用。使得经典理论被转化为基本医疗程序，提高了疗效。它的"客观化"诊断治疗程序和"实验医学"模式，不同于现行中医诊法治法，学术研究价值和技术水平极高，所以被称之为"经典中医"。书中作者以其独到的眼光、严谨科学的态度，从"中国医学史""平脉查体"医学模式、"药类法象"、"微型手术刺法"、"高位降糖法"治疗糖尿病、决战 21 世纪中医治癌等方面，探赜寻源，引经据典，深入浅出，提供给同行创新中医发展许多思想启迪。是学习和从事高等中医教育研究难得一见的学习和参考资料。

作 者 简 介

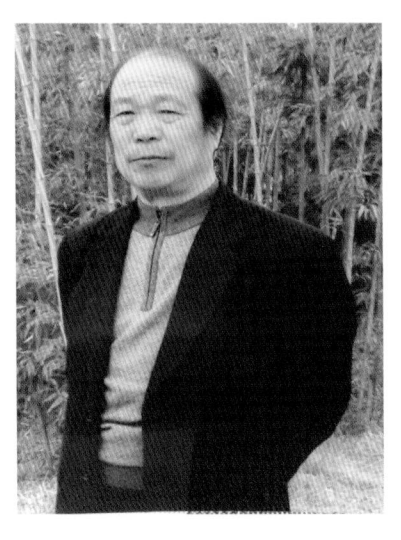

郭朝印，男，1947年11月生，陕西商洛人。幼承家训，逐渐萌生了将来成为一名医术高超的医生的愿望。1979年经国家选拔一万名中医师以第一名的优异成绩被录取分配地区卫校工作。以后更加努力学习，特别是全身心投入对中医"四大经典"的钻研。边学边用，逐渐对经典里的"藏象、经络、脉象、穴位"等概念有了跟别人不同的见解。在三十多年的医疗实践中，对已经失传的"平脉查体"医疗模式进行了修复。从千百次的疑难病诊治的医疗实践中，反复论证，证实了自己修复的"平脉查体"医疗模式的科学、客观和不同寻常的卓著疗效，特别是认识到现行中医与这一医疗模式在"阴阳、脉诊"等许多基本理论概念上的巨大差异，证实经典中医的实验医学的本色早已被改变，重新修复这一经典中医模式显得格外重要。经过不断实践认识和再实践再认识，终于形成了自己独特的"平脉辨经，循脉入证，分经用药"等一整套中医查体医疗诊疗程序和新中医医学模式。撰写医学论文一百多篇，十多篇被刊登在国家一级刊物上，出版了《扁鹊医道》《难经心典》以及将要出版的《〈道德经〉解义》《素问精义》《古典中医》等。擅长治疗糖尿病、高血压、冠心病等各科疑难杂症。

北京郭朝印糖尿病医学研究院　北京太乙中医诊所

地址：北京市东城区交道口北三条 56 号　100007

联系电话：13051637357　18611527949（即微信号）

网站：www. guotaiyi. com

教授博客：http：//blog. sina. com. cn/guochaoyin

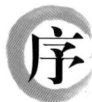# 序

　　很早就听说北京太乙中医郭朝印教授擅长治疗各种疑难疾病，不少外地人慕名前往治疗。恰好这次患病多次住院治疗不见好转，只得不远千里前去北京求医，从而有幸见识了这位名不见经传的医生的高超医术。我亲眼看到，前来就诊的每一位患者都跟我一样，是在许多地方找过许多医生治疗而没有多大起色的患者。郭朝印太乙中医传承当年"神医扁鹊"医术和遗志，穿越到秦汉以前那个时代，跟古人的思维接轨。历时四十余载，矢志不渝，兢兢业业、百折不挠，终于获得了成功。据我个人对目前医疗市场的了解，具有这样医术的医生太少了。他是当代一位名副其实的"神医扁鹊"，国家"古典中医"传承第一人。郭教授从洞察人体脉象穴位反应规律入手，一点一滴，一步一个脚印，让所有难以征服的疾病今天可能将被征服，让所有的技术奥秘和理论争议找到谜底。在西医的眼里，只有手术能解决的疾病，今天在他的诊所，不用去做手术也能取得同样的疗效。特别是他所开发的十分精细的"平脉查体"方法，可以发现许多先进仪器发现不了的病灶，也就是不用透视的手段可以达到透视的效果，这就是他修复起来的"经典中医"的神奇和魅力。让我们大家都来为这部《经典中医》的出版而由衷地庆祝和欢呼吧！

　　兹为序。

陕西省非遗传承人亲历患者　经金山
二〇一八年元月吉日良辰

自序

　　每当从电视上看到有年轻人因病不幸去世，作为医生心里难免自责和非常难过。早期发现和早期治疗疾病很重要，这也是我们中华民族医药文化最初创立就已经想到的问题。古籍中记载，对于疾病早期发现、早期的诊断和早期的治疗是穴位治疗，必须是通过"气象医学"模式，从脉象穴位反应上去做检查，预见性要比西医早否则在很多时候就会耽误治疗的有效时机。遗憾的是现在的中医，已经被西化了的中医，已经没有人去这么做了，所有的宣传工具都在为西方医学的科学叫好。中医学教材、期刊和很多地方的医药文献出版也都为之慢慢改头换面，就是想发表一篇属于中医题材的好的文章、出一本好书也是难上加难。

　　前几日《朗读者》节目中有一位女孩的父母亲朗读中透露出了一个让人十分心酸的事，很聪明的一位小女孩，突然发病不省人事，西医检查是颅内出血脑干受到挤压导致的呼吸衰竭，最后去世。人们在十分悲痛中不禁要问，对这种病中医有办法吗？还真的有办法。比如，事先小女孩一定会有某一部位觉得不舒服，去西医检查，或者什么都没有发现，或者是一些跟内脏无关的小毛病没有得到重视。就是这样一种情况，即便是很小的一些症状、小的征兆，事先找到中医，去做脉象穴位检查，如果查到某一疑点，就能推测出来它的深层次的问题。以表测里，以表治里，从阳引阴，许多难点问题是可以得到有效调理的。

　　当然，我们每一个人有病去做西医检查，都能感觉到现代高科技的先进。通过化验就能发现许多生化方面的异常，通过仪器检查就能发现内脏甚至颅内血管内那些病理改变。主要是已经形成有形的病灶容易发现，还没有形成的那些"无形"的病灶就不容易发现，所以在许多时候，西医的这种方法还有欠缺，还需要中医检查的配合。那些严重危害人体健康的疾病，虽然已经"虎视眈眈地在向人们健康的身体扑来"，可是我们的先进手段、仪器检查却还是丝毫不能发现任何蛛丝马迹，多数问题就出在这个环节。

有一位过世多年的名叫杨永年的地委书记，经常去找一位按摩医生按摩，说明他自己觉得身体总有问题，陕西最权威的医院做了多次检查都说没有问题。偏偏就在他去下乡蹲点的时候心脏病突发，省政府当即派直升机接他去西安医治，可是已经没有了机会，当时就在蹲点的工作岗位上殉职了。有一位刚退休的地区招待所所长，人缘很好，很多次去到最权威的医院去做全身检查，问题是自己觉得有许多不适，可是检查始终说没有多大问题。有一天晚上同几个朋友一起打麻将睡得晚了一点儿，第二天早晨突然发病，赶紧送医院，不到中午就离开了人世。还有一位我们本行业的领导，卫生部原部长崔月犁，就住在天坛医院跟前，甚至是楼上楼下。有一天早上起来换了衣服要去参加一个活动发表重要讲话，就突然发病，赶紧去到楼下医院，结果也还是没有被抢救过来。这说明什么，说明单纯靠西医检查是不够的，必须有中医检查协助和配合。

临床上我们还看到，有一些患者，本来问题并不严重，可是仪器检查竟查出来了很大的问题，有时候会动员患者和家属赶紧做手术，有时候会推荐患者服用最新进口的外国进口药。结果常常是力不从心，当医生看到患者一天一天不如从前，在不知所措的情况下再来个抢救，很多人在抢救中就很快没了。临床上还看到，好端端一个孩子，就是一次感冒，在抢救中被当成危重患者抢救，各种急救药品齐上，抢救手段齐上，有一些患者就在这样三折腾、两折腾之下很快就没了。

《论语》是孔子回答学生提问时所讲到的一些有关认识世界、观察世界和做人做事的一些立场观点和方法，"经典中医"这本书就是在向大家解说一些有关看待医学、看待健康的一些立场观点和方法。

心脑血管疾病、流行性传染病，有的时候来势非常凶猛，就跟地震一样，没有事先预报，没有有效的应对和急救措施，不知会有多少人遭到病魔的侵害，甚至导致死亡和终生残废。有一本叫《伤寒杂病论》的书里，记载了当时遇到一次大的疾病流行，造成张仲景族下二百多人，三分之二被病魔夺去了生命。为此《伤寒杂病论》作者张仲景语重心长地讲到一些社会现象："怪当今居世之士，曾不留心医药，精究方术，上以疗君亲之疾，下以救贫贱之厄，中以保身长全，以养其身。但竞逐荣势，企踵权豪，孜孜汲汲，唯名利是务。"他看到，人们没病的时候对医学进步和对医生工作是不大重视的。当大病来临，"患及祸至，而方震栗"。许多人便只能"赍百年之寿命，委付凡医，恣其所措"。

人体有了疾病，身体表面就会出现一系列反应，这些反应部位，由内而发，甚至很暴烈，就相当于"地震"，古人把这种现象称之为"脉动"。所谓"脉动"，就是体表突然出现以血管为代表的异常搏动，"脉息"跳动发生了改变。还有脸色皮肤颜色发生改变，体表出现"红肿热痛、痒麻酸胀"等。由此古人从发现到认识，才总结了一种叫作"脉诊"的检查方法。

现在不少人小看中医脉诊检查，甚至不摸脉，怀疑为什么诊察"脉动"就能了解体内病变发生情况呢？张仲景用了最经典的一句话就是："脉为气血先见。"道理是"气动脉应"，所有病变发生都会波及到"脉象"系统的改变。"脉象"又是诸多穴位反应的集中表现，所谓"病变百端，本原别之"。人之生死，跟天地之气"交变"密切相关，因之"色脉"随之也发生着变化。

对于急诊，对于很多医生忽视和抛弃脉诊检查，可能在数千年前也发生过类类似情况，所以《黄帝内经》一书中，才有《征四失论》《疏五过论》《着至教论》等专篇论述，所以才有"粗守形，上守神"之说。当下医院解剖化验之类检查方法，只能说是一种"粗守形"的做法，而我们中华民族的先祖很早创立的"平脉查体"方法，则是一种"上守神"的做法。为了使得有很多疾病检查不再被"粗守形"的检查方法所耽误，现在撰著这本《经典中医》，是想让大家了解何为"医学经典"，医学的教育应该向哪个方向发展。有的人可能对这样的书，囫囵一眼就放过去了。其实这样的书，就相当于一本"医学论语"，要仔细看，才能看到作者医学眼光之高深，才会认识到作者医学观点之超前。

很早就有预言家说，21世纪是中国文化引领世界文化发展的一年，汉语会成为世界第二大语言，中医会成为人类第二大医学。中医是在一个人体"大屏幕"即穴位上观察疾病的高手，西医许多时候好比在一个窄小的"管孔之间"观察疾病。如盲人摸象一般，许多医学思维和见解没有远见和整体观。

经典中医跟当下的流行中医有很大不同，当下越是大医院越看不出中医"医教研"在整个思维理念上跟西医有多大区别开药靠西医检查，自己的理论基础形同虚设。老百姓在一些媒体的宣传下，大小病只知道先去看西医，相信西医检查诊断的"客观、科学"，看不到中医的"客观、科学"。因为原创的"经典中医"已经离我们太久太久了"穴位"的深层奥妙已无人知晓，多数人没听说过"看病"就是看"穴位"上的反应。看"穴位反应"，才能"客观、科学"的探知病情，才是人们向往的"看得见、摸得着"的看病。

举一个很简单的例子，昏迷不醒，神识不清，只要找到几个紧要的穴位，手指一点，马上患者转危为安。脑血管病、心血管病，高手医生只要通过肉眼，就能通过穴位"洞见五脏症结"。那种快捷、那种解决问题的速度，西医方法望尘莫及。

有一位患风痹症的患者胡某，怕吹风，怕用空调，不管哪种有效的药物，也只能解决一时问题。胡先生看过很多医生，西医的、中医的，多年后在不见好转的情况下找到"平脉查体"医疗。很简单的几个穴位，很快什么毛病和痛苦都没有了。

中医很古老，但不意味着它就落后，它才紧跟着信息化的步伐，看问题的角度和思维方法比我们今天的人先进。特别是它抓住了事物的本质，抓住了规律性的东西。中医水平要提高，首先是要明白中医治病的原理，人体疾病产生的根本原因是什么，决定生死的"命门"部位和机关到底在哪里？突发疾病、暴病身亡的引爆点到底在哪里？"人与自然"关系密切，"天命"所定、"天命"不可违，都是在说人生活在大自然界，环境气候，特别是大地磁场对生命的干扰是不可小觑的。医学不研究到这个水平，就不算什么高水平。人类医学的高水平，自然是中国文化赋予中国医学思维模式上独一无二的高端和巅峰。

我们中华民族两个多世纪以来已经落伍了其他民族很多年，我们的国宝"中华医药"也随着它的民族被列强欺凌而一蹶不振，特别是中华医药被遗弃、被边沿化的冷落场面的严重性。希望民族中医药再次实现腾飞，回到它当年那种辉煌、灿烂。千里之行，始于足下，中医药文化复兴需要一步步迈进。有了这本书至纯至真地说教和告诫，相信一定会有不少人被它的真切和执着所感动！

世上万事万物，生命最宝贵，医学最高尚人们物质文化生活提高之后更需要人性化的医疗。本书作者苦口婆心要把他的研究成果告诉世人，是因为他有一颗热爱祖国医学的心，一颗热爱自己祖国的心。说什么也不能把老祖宗流传下来的国宝再度失传，不能再让自己数十年破解的、保存在祖国医药宝库里的医学生命科学奥秘这样一直下去成为奥秘！

我们国家进入到一个新时代，中华民族医药文化要腾飞了！现在重新修复起了这个特色鲜明、疗效卓著的经典中医，就好像还未被开发的医学"新大陆"，是很值得庆幸的事！今天中华医药有了一片广阔的新天地，欢迎我们的年轻一代去开发，这本书就是指路明灯！

前言

医药战线的"供给侧矛盾",突出表现就是医疗技术水平不高。连有些中医在内,诊断疾病全靠"先进仪器",漏掉了早先"平脉查体"通过人体"气象"规律全面认识疾病本质的重要诊断治疗手段和途径。使得建设"健康中国"重大战略部署难以落实。

当今我国现行中医发展跟原创"经典中医"区别越来越大。资料显示,古代医生遇到单纯依靠人体解剖生理知识不能解决的疾病,便另辟蹊径,寻找到人体体表的经络穴位反应这一疾病规律找到更有效的方法,并且一步步提高认识,利用人体自带的天然屏障"皮肤器官"诊断治疗疾病的医学和医疗模式,最后发展到可以取代像现在这种完全依赖解剖生理知识进行疾病诊断和健康体检的方法平脉查体开辟了人类"解剖"与"气象"医学融合发展的"藏象医学"新时代。

据考证,在中国殷商到西周乃至秦汉时期,这一源自"解剖",更注重"气象"的创新医学模式,病候"信息化"处理,药物"信息化"使用,穴位"信息化"治疗,内外治结合等,其科学性、先进性甚至让今天的高科技也望尘莫及。大约自东汉末年之后由于战争和动乱等,这样的高科技为历史的长河所埋没,中国医学发生了质的蜕变,由"实验医学"逐渐蜕变为"经验医学",我们现在所看到的中医就是这样一种情况。

中医讲辨证,所辨的"证",是"证据"的"证",就是体表"看得见、摸得着"实实在在存在的人体"穴位反应"体征。古人把这种"反应体征"笼统地概称为"阴阳",把这种来自"阴阳"的反应体征,归纳为"五个层次"的变化规律,这样就有了"阴阳五行"这样一套源自"气象医学"原理的诊病治病公式和定理的出现。单从"气象医学"治病原理来说,诊断治疗

的过程，就是要首先发现这种出现在体表的"阴阳反应"体征，进而通过药物调节和通过穴位治疗手段直接消除这种"阴阳反应"体征。所以古人治病，当针则针治，当灸则灸治，当服药则服药，但总之一条，理论基础就是这样一些经络穴位反应的"阴阳"体征。

中医药是民族文化的根。目前的中医，无法跟经典中医相比，需要大刀阔斧地加以改革。目前中医内部严重的思想理念差异，学术造诣上的隔阂，如果没有中央自上而下的改革和推动，民族中医药文化复兴的中国梦就很难实现。

当前全社会大量的医疗活动使用非传统技术和非传统医疗器械，越来越多的各种名目繁多的检查，占据了多半的医疗费用。中国特色的医药体制和医疗制度没有建立起来，现行医疗体制和医疗模式远远满足不了人民群众对于医疗和健康的需求。新时代的中国医生，必须有建设"大国医学"的担当，必须有改变医药战线这种"供给侧"矛盾的担当。

经"太乙中医"修复后的"平脉查体"医疗模式，治疗程序和操作方法，完全不同于现行中医，既简便又高效的诊断治疗理念，完全可以跟现行西医相媲美。其中通过更大的信息平台，程序化的操作，可以"数学化"的运作形式，"外治配合内治""表里同治"，能从根本上解决人类健康和疑难疾病根治问题，为建立具有中国特色的"新医学、新药学"，树立了标杆和样板。

"平脉查体"是中医之本，建立具有中国特色的医疗卫生大国，我们不能把它抛弃。"内治外治、整体医疗"这是"国粹"，我们不能把它忘记。扩大我国中医药全球影响力，面临许多困难。当今在民族医药文化发展低迷的情况下，来自各个方面的各种瞧不起中医，或者漠视中医，以为中医过时落后的言论，甚至一些要求"取消中医"的思潮，仍然存在。

"太乙中医"深层观察和分析了当前和很长一段时期以来我国医药卫生事业发展存在的问题，在20世纪90年代初就提出了"医学第二程序"的中西医结合发展的构想。基本概念和做法是，把西医西药的推广使用，跟中医中药的推广使用放在同等重要的位置进行。对于疾病的诊断治疗，在西医检查诊断的基础上，充分开展以古典医学"腧穴"反应部位的检查，建立有中国特色的医疗和病案制度。

新时代人类医学发展的目标，特别是建设有中国特色的新医学、新药学，应该是结合推广"经络体征"检查为依据的辨证论治方法，逐步形成以西医"解剖"概念的病理诊断和治疗为医学的第一程序，以中医"气象"概念的病理诊断和治疗为医学第二程序，开展人类历史上最完美的"中西医结合"。

通过"太乙中医"实践，"藏象医学"模式从另外一种疾病规律上，弥补了现行医疗医学模式许多不足。内外治结合，中西医并举，会让那些最难治的疾病变得轻而易举。进入新时代，在古典"藏象医学"经络理论指导之下，建立具有中国特色的"新医学、新药学"诊疗体系，切实将"平脉查体"疾病诊断方法，作为各科急慢性疾病"定位、定性"诊断的依据。"解剖医学"与"气象医学"两种医学模式，融合发展；两种疾病规律，共同开发研究！

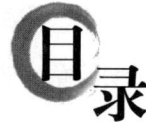

目录

第一章 "太乙中医"的医学创新

　　"太乙中医""查体医疗""北京太乙中医诊所"这一些名称在网上有很大的知名度，它是首都北京乃至全国"第一家"开展"中医查体医疗"的专家和专家门诊。

　　太乙中医，指东方古典医学，也就是具有五千年悠久历史的中国藏象医学。它区别于现行中医以及西医的地方，在于完全是从人体体表"气象"变化来诊察和治疗疾病。简单地说，如果有人患病，患者不用讲，医生摸过脉后，再去查找他的全身穴位反应，无论是什么病，总有几处穴位正在反应或者正在等待反应。找到患者的疾病反应部位，点按反应"腧穴"就会有疗效出现。观察发现，这种"寸口"脉象跟这些反应"腧穴"似乎是联网的，受到同一部位指挥，所以患者有病的脉象特征，经点按这些"腧穴"就能改变。如果患者"寸口"脉象有了改变，患者的发热、疼痛、心跳、呼吸都会随之改变。临床上，通过这样的一些反应部位，它就能调动人体的免疫系统。像脑血管病之类疾病，还有许多已经没有好的治疗办法的疾病，只要用功夫能激活患者这样一些反应部位，彻底治愈和调理好脑血管等疾病是很有希望的。这些天大的秘密，就藏在《经典中医》这样一些中医宝鉴里。

　　人们对"太乙中医"创新发展总结了这样四条：①提出一个完美中西医结合的新方案；②开创了中国中医平脉查体新的医疗程序，实现了"客观化、程序化"诊断治疗；③三十多年查体医疗临床实践，攻克了一大批疑难病，书写了新时代的中医辉煌；④解读并撰写了《扁鹊医道》《难经心典》《素问精义》等"经典医学"理论的重要论著。

太乙中医长期从事古代医家扁鹊医术的发掘整理工作，开展中医查体、脉象与腧穴联合辨经诊法、腧穴微型手术刺法等临床研究；在脉诊、分经用药方面有较高造诣；创立"高位降糖法"治疗糖尿病，对糖尿病并发症的治愈率达到50%以上。

太乙中医自幼就酷爱中医，1979年在国家抢救中医乏人乏术在国内招收一万名中医药师的时候脱颖而出，以全区第一名的成绩，走进了国家医疗单位。此后他更加刻苦学习，全身心投入到扁鹊医术的发掘整理工作之中，立志振兴中医，成为国家的有用之才！

太乙中医，发掘古籍，自我开创，近年来连续举办学习班二十九期，让有潜力的学员在自己身边长期进修学习。来自全国的他所培养的学生和数以万计的疑难病患者，对其才华和医疗水平给予高度评价：普遍评价太乙中医是名副其实的"当代扁鹊"、国家级中医专家。他的中医诊断和治疗，真正体现了中医"整体医疗"和"辨证施治"的特点。

太乙中医的诊断方法：先摸脉，再查找反应穴位，通过每个病人的反应经络体征辨证论治。特别是依据病人的反应经络穴位体征，设计"人体平面图"，绘制"脉图"，绘制"穴位反应"示意图，绘制《神农本草经》基本药物归经图，通过各种有效途径实现中医诊断治疗的客观化。

太乙中医是第一个提出医学"第二程序"观点的人，是第一个开展中医"平脉查体"，以"经络体征"检查为目标对象，参合"西医体检"实现中西医完美结合的人。在几十年从事古典医籍学习与实践中，通过全经络脉诊查体，寻找体表反应经络穴位体征开方治病；能做到无论一个人病痛有多多，无论多么疑难的疾病，都能通过自己所学、所创新的理论和技术，真正做到"整体医疗、辨证施治"。比如"高位降糖"这样的特色医疗，有了这套技术，有了"平脉查体"这把金钥匙，像糖尿病、高血压、冠心病等许多被称之为疑难病的疾病，都能被攻克，都能被治愈。

自古脉诊跟穴位检查是一起的，合起来就叫中医查体。在古代的中医诊断学基础中，将阴阳五行理论联系到具体的经络穴位反应点上，在脉诊的提示下，平脉辨经，依据检查发现的体表反应经络穴位体征，进行诊断和辨证施治。脉诊的目的就是为了通过"平脉"了解和探寻疾病"脉动"的具体经络部位，然后"分经用药"。

太乙中医发现，"藏象医学"这一概念，就是一个未来医学发展的方向。"藏"和"象"代表了两层含义，既包含属于"解剖"方面的医学内容，又包含属于"气象"方面的医学内容。我们的古人正是发现了隐藏于皮表之内的人体"生命活动原点"，才意识到人体构造和自身调控系统上，本身就固有"两个并行"疾病调节系统。也正是如此，才有了中医理论与西医理论这样的根本不同，也因此人类医学发展就应该有两种实验医学研究方法。

太乙中医解释"天人合一"的思想内涵，是说天体跟人体同样都是一个客体，人体与天体的电磁场通过体表穴位常常发生着感应。"腧穴"隐藏着人体"命门"原气，人体免疫功能的产生，即细胞免疫功能的产生，都是基于这一原理。为什么"寸口"脉能够作为人体疾病的一种重要诊查手段，是因为摸"寸口"脉能集中观察全身反应穴位虚实情况，其解释人体暴病出现"脉动"的疾病反应，就如同地震，就如同火山爆发。大多数疾病暴发，都是病邪长期聚集到一定程度的能量释放造成。主动的定期"平脉查体"，及早释放有害的病邪和部分能量，会带来永久性健康，这就叫"治未病"。

太乙中医认为，创新中医医疗技术，就是要利用人体自身携带的免疫调控系统来治病。通过脉象穴位反应这一途径，实现"宏观观察、整体调理"，解决疾病的本质问题。中医、西医同属于医学的范畴，是不同角度的两种医学观察模式。西医侧重于解剖医学的研究方面，主要工作方向是对"基因、细胞、组织、器官"等的微观研究。中医侧重于藏象医学的研究方面，主要工作方向是对"原点、腧穴、经络反应体征"等的微观研究。

太乙中医认为，药物治病是通过经络穴位反应系统的"阴阳调节"达到治疗疾病的目的。中药治病作用的发挥，不是靠有效成分，"四气五味"即是能量，从属于信息化治疗的范畴。早期的中药治病是为了配合和替代穴位治疗，是穴位治疗的替代品，这也是中医跟西医在药物认识上的不同。

古人认为，人体皮肤上有许多与外界联系的神秘通道，古人以疾病过程中的反应"腧穴"为对象，建立了以"皮肤"器官的"命门"部位为解剖对象的"数码医学"网络结构；统筹"天地人"综合信息平台，通过经络反应系统这个大网络、大数据开展疾病的预防和治疗；并一步步从实践认识到实践，逐步形成了"大体解剖"基础上的"气象医学"诊断治疗模式，逐步形成了以反应"腧穴"存在的"阴阳五行"规律为基础的"藏象"医学理论体系。

在临床诊疗中，以解剖医学理论为主的辨病治疗，大多属于医学第一程序的工作，以藏象医学理论为主的辨证治疗，大多属于医学第二程序的工作。建设有中国特色的新医学和新药学，促进现代中医学发展，首先还是应用第一程序的工作解决诊断问题，然后进入"第二程序"的中医查体，"平脉辨经、循脉入证、分经用药"。

"经典中医"是中国"藏象医学"的最大贡献，揭示了除西方解剖医学之外的疾病又一规律。在太乙中医不断探索和努力之下，一个能够圆满解释人体生理病理现象，预测疾病死生，融解剖医学、气象医学于一身的"经典中医"即中国"藏象医学"得到修复。已经形成程序化操作的"平脉查体"诊疗程序，已经自成一家的"经典中医"，借着改革开放的春风，一定会为我们这个新时代增添更大光彩！

第二章 步入"扁鹊医学"新时代

在《史记》一书中,曾记载了一位在战国时期被称之为"扁鹊"的医生,而且借用古人的一句话说:"天下言脉者,由扁鹊也。"人们称赞这位名叫"扁鹊"的医生,医术高超,如神人一般,能"起死回生"。

被人们称之为医圣的东汉医家张仲景,在《伤寒杂病论》一书序言中,也曾感慨万千地夸奖过战国时期这位被称为"扁鹊"(秦越人)的神医。他深情地说:"余每览越人入虢之诊,望齐侯之色,未尝不慨然叹其才秀也!"

据史料记载,"扁鹊"是轩辕黄帝时期的一位医生,自谓"太乙子",是第一位总结脉象规律的人,是中国第一位医学宗师,对中华医药的形成和发展贡献很大,被称为中华医药的鼻祖。

据《汉书·艺文志》记载,早在五千多年前,扁鹊就曾著有《太乙神明论》等重要医学典籍,提出了中国人与现代西方医学科学认识完全不同的生命科学原理。扁鹊认定生命诞生之初,人体本身就设置有一个自我调控的程序,认定"腧穴"上有一种叫作人体"生命活动原点"的物质存在,认为人的"神明"即精神意识跟这一物质密切相关。

有关扁鹊的著作还有《扁鹊脉经》《扁鹊脉髓》《素女脉诀》等。其中在诊断、脉法操作方面,能体现扁鹊医术水平且有文字可考的,有二十一篇,如《扁鹊内经》《扁鹊外经》《五色》《脉变》《揆度》《奇恒》《九针》《示从容》《上经》《下经》《脉经》上下篇等,部分内容散在收载入现存的《黄帝内经》等许多著作中。从历朝流传下来的书目来看这方面内容，大多都是讨论"经脉"和"查体"的书，可惜原著已经看不到了。

跟大多数史书一样，在中华医药宝库中，会看到有一个表示方位"太乙"的名词经常出现在史书里。就字意讲，"太"是大的意思，"乙"是一个表示方位的天干名词，加在一起，有着"健康、祥和"，事业"兴旺发达、方兴未艾"的寓意。古语所谓"东方甲乙木，西方庚辛金，南方丙丁火，北方壬癸水，中央戊己土"，其中甲乙丙丁戊己庚辛壬癸又称"十天干"。地支表示时间顺序，"十二地支"表示一天到晚十二个时辰，所谓"子丑寅卯、辰巳午未、申酉戌亥"。将它们结合在一起，就形成"甲子、乙丑、丙寅、丁卯"等六十个数字概念，用以推算"年月日时"吉凶顺逆，用以"纪事、纪时、纪年"，分析研究一年四季气候变化和流年"运气"。将"太乙"跟中华医药联系在一起，便有了"东方医学"含义。

据说"扁鹊"是一只"鸟"，一只飞翔的鸟。照此动作模样养生，人们就可以长寿，就可以无拘无束、自由自在地在宇宙间飞翔。"太乙子"为医学事业操劳，过早地衰老，患上了癌症，自己制药给自己治病，现在还有"太乙余粮"这种药流传在世上。

龟和蛇都是古代早就发现的长寿动物，据说这位"扁鹊"（自称"太乙子"）医生经常练习"龟蛇功"，就是学习模仿着"扁鹊"的样子，每天都要在床上演练。身体蜷伏在床上，双手臂后伸，双手后背按住脚心，做头颈屈伸运动，所以人们就给"太乙子"起了"扁鹊"这样一个比较吉祥神圣的名字。

史书记载，"扁鹊"是中医脉诊方法的创始人，扁鹊在医学方面的最大成就就是创造了"脉、穴"联合诊断和"脉、穴"对照观察法。发现"寸口"脉诊部位，发现"寸口"脉跟全身十二条经脉的反应腧穴有密切联系，可以集中观察全身各部穴位反应的虚实变化，所以称之"脉之大会"。

说来凑巧，历史过去了两千多年，在人们不经意中，"太乙中医"在茫茫人海中，从挖掘整理古籍，带着问题面对现实，反复阅读古籍，从实践认识，到再实践再认识，偶然发现了这个被藏得很深的秘密。在从事脉诊原理和脉诊技术研究中，自觉不自觉地默默跟进了"扁鹊医道"这个大门，再一次在中华医药文化伟大复兴的道路上崭露头角。已经出版的《扁鹊医道》《难经心典》，还有正待出版的《素问精义》《灵枢真经》《神农本草经》解义等，又一次让人们看到新时期的一位"扁鹊"在成长。

有资料显示，在历史上，曾有两个被称为"扁鹊"的医生，一个是战国时期的秦越人，一个是南宋河北真定窦材。窦材祖上四世业医，他起先学习张仲景、王叔和、孙思邈等人之书，只能治小疾，不能治大病，后遇关中老医，授以方术，复参以《内经》之旨，此后医术日精，疗效显著，而以"三世"扁鹊自任。强调温补扶养阳气，以灼艾施灸法为第一，饵食丹药矿物药为第二。精当之处，凡大病用灸三五百壮。

中医的传承和中医核心医疗技术的传承，自古以来都是以"脉诊"和"查体医疗"水平的高低来进行评价。地道的"脉诊"技术，并不是我们今天所看到的这样一种"脉诊"方法，而是叫作"平脉辨经""平脉查体"，所以衡量一个医生医道的高低就有了一个标准。

据考证，在中医四大经典著作之一的《黄帝内经》等著作中，有许多关于"平脉查体"即"平脉辨经"等医道高低方面的论述。如《素问·三部九候论》篇在讲到诊法时谈道："必审问其所始病，与今之所方病，而后各切循其脉，视其经络浮沉，以上下逆从循之。"意思是进入诊法程序后，需要反复进行穴位反应检查。批评那种不重视诊法的做法："切阴不得阳，诊消亡，得阳不得阴，守学不湛。""知左不知右，知右不知左，知上不知下，知先不知后，故治不久。"强调"必先审扪循三部九候之盛虚而调之，察其左右上下相失及相减者，审其病脏以期之"。

《素问·疏五过论》篇通过反问方式反复强调查体医疗的重要性，并记载了许多注重诊疗规范、操作程序方面的情形，文章讲道："圣人之术，为万民式，论裁志意，必有法则，循经守数，按循医事。"意思是说医疗工作很重要，要按照有关操作程序和诊疗规范，严格办事，诊断治疗要有标准，要按程序进行。"审于分部"，到全身各部去检查；"知病本始"，询问病史，了解病变部位；"八正九候，诊必副矣"，从不同方位、不同层面去掌握三部九候穴位的反应情况；"守数据治，无失俞理"，必须找到客观依据、客观体征。治疗和处方用药，不能失掉穴位反应这个根本性体征。

在《黄帝内经》一书中，有许多强调全面地体检、全身经络穴位检查的篇章。如《素问·阴阳应象大论》等曾这样强调脉诊："善诊者，察色按脉，先别阴阳。审清浊而知部分，视喘息听音声而知所苦，观权衡规矩而知病所主，按尺寸观浮沉滑涩而知病所生。"通过"寸口"脉象的诊察，从其浮沉大小去了解病邪发生的原因。如果医生都能按照这样的方法去诊察，"以治则无过，以诊则不失矣"，就不会有太大的疏漏和错误了。

又《素问·五藏别论》讲道："凡治病，必察其上下，适其脉候。"必须全面系统地进行穴位反应检查，跟"寸口"脉象进行对照观察。《素问·疏五过论》篇讲道："善为脉者，必以比类奇恒，从容知之。"意思是懂得脉诊原理的人，都会知道只有通过全身经络穴位检查，只有反复去做对比对照观察才能做出确切的诊断。又"凡治病，必察其形气色泽，脉之盛衰""色见上下左右""审扪循三部九候之盛虚而调之，察其左右上下相失及相减者而调之""必审问其所始病，与今之所方病，而后各切循其脉，视其经络浮沉，以上下逆从循之"。

关于中医"平脉辨经"和"查体医疗"，汉代医家张仲景在《平脉法》一文中也曾有过重要论述，"脉贵有神，不可不审"。这个"脉"既包括寸口脉等，也包括全身的反应穴位检查。"随时动作，肖象形容"，认为穴位反应等脉象的出现，非常客观和有据可查。"相体以诊，病无遁情"，如果临床医生都能进行全面的体检，详细了解病情，就不会做出错误诊断。金元四大家之首张元素在《医学启源》一书也曾强调过："五脏六腑，虚实寒热，生死逆顺，皆见形证脉气，若非诊切，无由识也。"战国时期秦越人之后，在张元素又一次主张全面脉诊查体医疗的带动下，再一次掀起了一个"查体医疗"的新高潮，创造了金元时期又一个中医盛世。

在现存《黄帝内经》大量文字堆里，经常出现"色脉互参"的字样。因为在古人的认识中，凡是体表反应的穴位都是"脉"，检查反应穴位的一个重要手段就是靠颜色辨别，所以叫"色脉互参"，古籍中凡是讲到"脉诊"都应该包括所有的穴位检查在内。所以古籍中有大量文字都在强调，摸"寸口"脉的同时，一定要将"寸口"脉跟各部穴位反应变化反复对照观察，这也叫"色脉互参"。

在托名扁鹊所著《难经》一书中，讲述到"色脉互参"的内容很多。以十二经脉为纲，通过五脏系统将人体的疾病症状、反应经络，以"数码"的形式，记载在各种古典医籍之中。

现在如果我们要对历史上各家学说加以搜集整理，对各家进行一个学派的门类排列和历史衔接的话，"扁鹊"以下，以《难经》脉学为医学体系，秦越人还有西汉时期的名医俞跗、淳于意等，他们都是在历史记忆中的古代名医，都能遵从古法，一直从事着"平脉查体"医学体系的研究和传承，也都在进行着"实验中医学"的传承。

西方人不了解中国历史，不了解中医。大约在秦汉以前，中医药文化一直处于高水平发展中，某些方面的认识比现行西方医学还要超前和先进。西方医学主要是没有认识到医学研究需要把"人与自然融为一体"看待这个现实，操作上把活的人当"物"对待。时至今日，仍然停留在"解剖"这个思维很狭小的医学初级阶段，不肯接受中国医学的诸多研究成果。尽管 20 世纪中期随着 DNA 双螺旋结构的破译，生命科学进入分子生物学时代，将细胞生物学推向分子生物学时代后开始了克隆技术的应用，可以人工手术换脏器，似乎让人们觉得西方医学高深无比，可还是看得到临床上有那么多疑难病没有有效的办法治疗。动辄手术的意外难以自控，甚至会有人莫名其妙地在顶级医院突然不治身亡。

　　值得我们每一位中国人自豪的是，创新人类医学发展，中国人一点也不比西方人落后。早在轩辕黄帝时期，当时还处在科学技术手段相对落后的情况下，中国古人在钻研人身大体解剖的同时，从疾病治疗角度，发现单靠大体解剖概念方面的知识不能解决和根除许多疾病痛苦之后，开始转向人体气象方面的研究，并且很快进入到"气象医学"研究的快车道，突飞猛进地攀登上了世界医学科学高峰，解决了疾病治疗、养生、长寿诸多解剖医学无法解决的难题。当时医学家们所考虑的不是疾病的治疗问题，而是如何养生和长生不老的问题。

　　站在历史的新起点上，相信有中国古代先哲聪明智慧和血脉的传承，随着一个又一个当代"扁鹊"的不断涌现，中华医药一定会快步进入到一个"扁鹊医学"的新时代。建设"健康中国"，实现中华民族伟大复兴的"中国梦"，一定不会遥远！

第三章　从源头创新的"经典中医"理论体系

学习中医"四大经典"就可以从中发现，"腧穴"是中医理论形成的源头。学习中医，正确认识和深入了解"腧穴"的概念和含义很重要。"腧穴"就是指反应的穴位，"腧穴"的"腧"其本身的含义就是指"反应"，"腧穴"的形成就是源于某一穴位反应的"免疫"过程。单就一个"穴"字说，原指男女生殖器，"有凸、有凹"，性冲动时便会"有盛、有虚"，腧穴就是皮肤上出现"属性"改变之后的"凸起"或"凹陷"。古人所以语重心长地教导说："阴阳者，天地之道也，万物之纲纪，变化之父母，生杀之本始，神明之府也。"

现在从我们的大学教材中都能看到"腧穴"这一概念，但对其含义的解释就不同了，把"经穴、经外奇穴、阿是穴"混为一谈。在古代，就是通过"穴位反应"治病，到"穴位反应"可以集中反应到"寸口"脉，像这样一些"重大发现"造就了具有中国特色的"藏象医学"。

人体固有的就有"两个并行的调节系统"，这是古籍中反复、多次地和连篇累牍地向后人想要说明的一点。中医原先跟西医一样，初次看到人体和人体疾病，也只能是"大体解剖生理"方面的知识概念，当然不如今天这么细。然而最终还是从"解剖生理"概念中解脱出来，把大量精力投入到"人体气象"这一医学生命科学的研究中去，走进了像《黄帝内经》记载的那样的辉煌时代。

人体"两个并行的调节系统"，其中第一个就是解剖生理上的"神经—体液调节"系统，第二就是穴位反应"腧穴"脉象等，也就是我们还不能用肉眼看到的"经络穴位调节"系统。我们平时都能看到医生应用解剖生理方面的知识，处置许多表浅的、急性的疾病，还有用于急症救治方面的手术，觉得很科学，就是因为在这一方面可以凸显它的优势。然而许多内、外、妇、儿科各类重症、疑难疾病，解剖医学就有些无能为力。而中医通过人体气象方面本身所具有的"经气调节"等优势，可以展现出它的无穷魅力。

有文字记载说明，历史上当人们发现单纯依靠人体解剖生理知识不能够解决许多疾病本质问题时，开始转换了思路。于是另辟蹊径，借助人们观察宇宙所掌握的资料，通过发生在人体穴位上的免疫应激反应，寻找人体疾病形成发展的另一规律。从天体日月星辰、昼夜温差气候变化等，结合人体体表"气象"变化，开始了新一轮的人体科学考察和深入研究。一步步将医学研究的重心由"解剖"转向"气象"，最终开辟了人类"解剖"与"气象"融合发展的"藏象医学"疾病诊断治疗模式，这是超乎想象的医学模式的改变和创新。

中华文化源远流长，追溯到五千年前，仍能看到古代医学先祖在对待生与死研究上许多高深的见解，仍能看到古代医学先祖创造的让千古不解的经络"阴阳五行"之谜的许多踪迹。

中医的起源，从可以查找到的文献记载看，一开始也是从解剖医学开始的。有更多的文献资料证实，当时人们对于人体内部构造已经了如指掌。远古时期人类发明了火，有了生产工具之后，一步步进入了所谓的新旧石器时代，开始有了人体医学和生命科学的萌芽。在当时各个部落的争斗中，在各种生产生活的活动中，人们了解了生命的一般规律。

《素问·上古天真论》记载了当时人们注意养生的一些情况。后来有了对罪犯杀戮和动物的屠杀，了解了一般的解剖知识，到了三皇五帝时期，随着农业、畜牧业的发展，医学也不断走向成熟。在现存《黄帝内经》的许多篇幅中，记载了许多有关人体解剖的知识，其正确程度已经接近现在人们的认识。

《灵枢·本藏》记载："五藏者，所以参天地，副阴阳。"意思是人体五脏的生成、构造和功能，跟天地宇宙大磁场的"阴阳"对人体的影响有关，跟人体穴位反应的"阴阳"有关，大脑所有的精细工作是借助和靠获取来自天体磁场和外界可以激活生命的各种"信息"才得以正常工作的。解剖的大脑皮层各神经中枢部位功能的划分，只是我们通过高科技手段用肉眼能观察到的功能部位，潜在的我们肉眼不能看到的"无形的"物质还有很多，如古人描述的"主诸气"的"三焦"系统的功能和定位。它们的根就扎在皮层之外的各个"腧穴"部位上，所以解剖概念之外的另外一种非解剖概念的"脏腑"的存在更有研究价值，更有临床意义。

这里可以提到一个很具体的疾病诊断和治疗的问题。如果发现某一内脏或组织器官有异常就手术，却不知它们的出现和病变还有其他的原因，如果找到原因加以解除，这样的手术就不用做了，这难道不是很有意义的事吗？这里不妨借用古书里的一段话来做一讨论和解答。《灵枢·本藏》讲"五藏者，固有小大、高下、坚脆、端正、偏倾。六府亦有小大、长短、厚薄、结直、缓急"等不同病理改变。

文章解释说："心小则安，邪弗能伤，易伤以忧；心大则忧，不能伤，易伤于邪。心高则满于肺中，悗而善忘，心难开以言；心下则藏外，易伤于寒，易恐以言。心坚则藏安守固。心端正则和利，难伤。"

"肺小则少饮，不病喘喝；肺大则多饮，善病胸痹、喉痹逆气。肺高则上气，肩息咳；肺下则居贲迫肺，善胁下痛。肺坚则不病，咳上气；肺脆，则苦病消瘅易伤。肺端正，则和利难伤；肺偏倾，则胸偏痛也。"

这两段文字给我们解答了所有内脏损坏病变都不是孤立存在的，必须从整体上加以调理。如果看到内脏病变就手术，很多时候手术后果不会很令人满意。

　　"脉象"和"把脉"这些大家都常说的词语，现在已经被淡化，或者说把这一理论束之高阁。古人特别强调"脉诊"的重要性，比如这个"脈"（"脉"的繁体字）字，去掉肉月旁，象形一个高凸的山峰，加上肉月旁，象征人体一些比较隆起的反应穴位。鉴于此，大地上高凸的地方，就也用上这个"脈"字，称之"山脉"。古代的祭祀，崇拜山神和山神祭奠，跟当时医学现状和全社会重视穴位反应的"脈"医疗有直接关系。古人言治病，把"病"字头写成一个人背上有两个包这样的偏旁部首，说明治病的主要工作和任务是检查体表有没有高出的反应穴位，然后对它进行施治。

　　"经络"本来叫"经脉"，后世在十二经脉、十二络脉的基础上将"十二经脉、十二络脉"又缩写成"十二经络"。由于多次缩写，意思上就有了改变，似乎"十二经络"就代表了"十二经脉"，诊脉就狭义地只理解成是诊"寸口"脉，就不再强调"普查"，检查十二经脉了，演变成了"独取寸口"这样的诊脉方法。

　　"十二经脉"概念的出现，不是说人体存在一个这样的组织结构，而是医学家虚设的一个理论框架。"十二经脉"循行部位确定，是从这一个一个隆起的穴位反应中归纳出来的，古籍中称之"端络经脉"。由于其体表定位上的需要，作为对任何一位患者疾病的诊断，穴位反应检查之后需要进行一个归纳，所以经过不断的实践认识，终于成功地设计出了一个"经络理论框架"。

　　学习中医，正确认识和深入了解"腧穴"的概念和含义很重要。"腧穴"的形成就是源于某一穴位反应的"免疫"过程，所谓"阴阳者，天地之道也，万物之纲纪，变化之父母，生杀之本始，神明之府也"。这个"神明之府"中的"神明"，是指在大脑调控下的穴位反应系统这个"皮肤器官"上面所表现出的许多生命现象。"阴阳"的概念来自于腧穴反应，而认识穴位反应，是进行针刺补泻调理的基础，更是药物调理作用的基础。

　　我们完全可以这样认为，中医学超越西医学的关键所在，就是将"人体"疾病规律跟宇宙"天体"运行规律有机地结合在一起，认为天地之间，万事万物，都有一个属性的划分，共有的"阴阳"属性，作为"病候、药物、辨证"统一的标准。通过一张人体与天体的"平面图"的设计，整个疾病诊断治疗的数据化的"信息平台"逐渐形成，一步步走向"宏观认识"疾病和"宏观调理"疾病的高端研究之中。

另外，把人体"治病"跟国家"治乱"联系在一起，设计"人体平面图"，设置人体"十二经络框架"，设计出了一张将"天地人"疾病信息能够联系在一起的"太极图"。现存的"太极八卦图"，就是一张早期的人体"平面图"。在这张图的背景之下，古代医生，凭着他们对疾病认识上的真知灼见、高瞻远瞩，撰写了千余年来让后世难以读懂和理解的医学经典《黄帝内经》。

古人以"阴阳"为纲，创建了一个"信息化"的诊疗模式。将人体的穴位反应、药物的属性、脉诊的虚实，都用一个"阴阳"的规律加以概括。最后到处方用药、脏腑的补泻、百病的调理，都被纳入到一个以"阴阳"为纲的理论框架之中。

大量历史资料研究证实，中国古代医生在推算生命轨迹中，通过"人体气象"到"天体气象"的研究，巧妙地设计出了这样一个"归经图"，俗称"太极图"。《神农本草经》的"本草"借鉴于"五输穴"的"本输"，"归经用药"借鉴于"五输穴"等"腧穴"阴阳五行属性理论的支持。"周易八卦"推算，借鉴于经络理论中"五输穴"和"寸口脉"立体层面的"九宫八卦"所具有的数学特征。中华医药的"穴位外治、内服药物"，统一跟"十二时辰、十二个月、十二条经络"联系在一起。

所以说，中国历史上的许多文明进步和许多珍贵的文化遗产很早都是借鉴了当时的医学和生命科学的成就，医学与整个生物世界生命科学的不断进步促进了人类文明的进步。挖掘最经典的，特别是中国古代少有的几部医学经典对促进人类现代文明、促进中医现代化和中西医结合至关重要。

第四章 "实验中医学"与"经验中医学"

当我们再一次回顾整个中华民族医学发展史的时候，两种心情油然而生，既对我们有这样光辉灿烂的历史而感到兴奋，又对我们当今中医学的发展依赖西医西药生存而感到遗憾。事实上，我们的祖先对于医学发展的眼光，对于健康人生的观念都是很超前的。今天我们看到的中医治病手段不如西医科学、客观，原因之一就是它自身已经失掉了"实验中医学"这样一个本色，但在历史上，我们民族医药文化是比西方医学文化思维更超前、医疗技术更超前的。古语中有这样一段话："所谓平人者不病，不病者，脉口人迎应四时也，上下相应而俱往来也，六经之脉不结动也，本末之寒温相守司也。"这是从"实验中医学"角度开展健康体检的一段经典论述。"结"和"动"，"寒"和"热"，这些客观存在的疾病外部特征穴位反应，通过检查才能发现。它们在人体生命活动中起着非同小可的联通和诊断治疗作用，"实验中医学"最早就是借助这样一些检查手段来了解人体健康状况和观察各种疾病变化的。

记载在《黄帝内经》里的"平脉查体"医学模式，是我们祖先从朴素认识上通过最简单的方法获取的最不简单的科研成果。一个人如果有病，就会在体表出现相关的反应穴位。现在很多人找中医看病，自己喜欢试探一下医生脉诊技术水平的高低。

"脉诊"在一般人看来，指的就是"寸口"脉诊，而且很神圣，无限扩大它的作用。专业地说，"脉象"泛指所有的穴位反应，"脉诊"泛指所有的穴位反应检查，"寸口"脉部位只不过是一个很特殊的部位而已。不过"天生地造"，人的这个部位不同于寻常的穴位。血脉流经"寸口"部位遇到一个高骨，在这个部位就会形成"波澜"。有病的情况下，就可以诊察出不同尺寸部位、不同层次的脉象特征改变，所以就可以诊察"有过之脉"。

特别有意思的是，这个部位可以同时观察到全身的穴位反应变化，所以被称之为"脉之大会"。事实上依据这样的诊察原理，全身很多部位都具有这样的一些功能，但由于所处的位置和许多生理条件的限制，这些部位并不具备诊察全身穴位变化的功能，所以"寸口"部位就得天独厚地成为"法定"的脉诊部位。

"平脉查体"医学模式是一个极具现代医学特色和时代特征的"超能"医学模式。西医的解剖医学模式固然很科学，但更科学的却是经典中医凭借人体自身携带的免疫调控系统那简捷明快的"平脉查体"诊断治疗方法。因为这些通过穴位检查获得的数据和阳性体征，整体背后有大脑皮层到周边所有免疫调节系统"后台"的操控和支持。

都说中华文化源远流长，在我们身边到处都有中华医药文化的印记。比如"十二生肖"属相理念进入每一个家庭，家喻户晓，每个人生下来都有一个生辰八字，都有一个专属自己的属相。《神农本草经》建立起来的"基本药物"目录里，对每一味药物也都标注有专属每一味中药的属性。当年"十二生肖图"的设计，就是虚拟和借鉴动物属性设置的一个药物"归经图"，其中原则的规定和透视出当时人体疾病"归经用药"的许多原则和方法。对于这一点，大多数媒体报道都含糊其辞，难以解释清楚其中的深奥道理。

流传至今的"太极图"，也就是一张"人体平面图"。通过这张"图"，人与自然的亲密关系一览无遗。"五脏六腑、十二经脉"全都被标注在这张图里。这张图，往小处看，就像是一个互相追逐的"阴阳鱼"图像。往大处看，就是一个立体的人体"藏象"图。在信息化的总体思路之下，从一个人体到天体、到整个宇宙大自然，分析研究疾病变化，可以利用这张图，进行一个"大数据、大信息"等各种健康数据成千上万次的推算和预测。我们今天所能看到的"罗盘"，就是根据这张图多次加工而成，这些就是我们中华民族文化的根。

中医讲辨证，所辨的"证"，是证据的"证"，是"看得见、摸得着"的实实在在存在于人体的穴位反应体征。治病的目的，就是要发现和消除体表这种网络穴位系统的病理改变。古人治病，当针则针治，当灸则灸治，当服药则服药，内服药与穴位外治同样重要。

《灵枢》曰："凡刺之道，毕于终始。"人体体表发现的"腧穴"始终在变化之中，从有了疾病开始形成，到最后消失宣告疾病痊愈，有一个很有规律的发展变化过程。每一个穴位反应，跟人体十二经脉都有联系，始终是观察疾病的一个最重要客观体征。

在中国殷商到西周时期，病候信息化的处理、药物信息化的处理、穴位信息化的治疗，带有明显"客观化、数字化"的特征。疾病预防和诊断治疗，内外结合调理等，是人类医学史上取得的辉煌成就和医学进步。然而，再到后来，由于封建统治者对科学技术的不重视，特别是对于医学科学发展的不重视，大约自东汉末年之后，中国医学发生了质的蜕变，"实验中医"逐渐蜕变为"经验中医"。

从历史长河下来，本来高低层次不同的中医以及中医内部长期存在的学术观点上的不同，当西方解剖医学进入中国之后，认为西医"科学"，中医"不科学"的理念，更引发了中医学术界内部的分歧。重新修复中华民族具有辉煌历史的经典中医文化，增添了来自各个方面的阻力。

大家知道，中华人民共和国成立初期，我国刚从半殖民地半封建社会中解放出来，中医人才极度贫乏，学术研究水平处于低谷。新中国成立以后三番五次修改地中医教材，已成法定教材，内容更多地掺入西医的思想理念。中医治病不辨经络，甚至连"摸脉"这样的事也都不太重视。中华人民共和国成立初期参照各家学说编写的中医教材基本上没有从《黄帝内经》《难经》这些经典里汲取多少教学智慧，一开始就没有构筑起一个科学中医和实验医学的根基。现在更有人提出文化中医的论调，中医精华部分一点一点地被慢慢取消了。

国家要发展，民族要复兴，一大批国家级非物质文化遗产需要传承推广。数千年来通过中医药文化的发展，促进了整个民族文化的发展。中医药是中华民族文化形成的基石，中华医药就是这许许多多民族文化遗产中的代表和精华。

历史上曾经有一个时期，"巫医"是最受人尊敬的一些医生。据资料考证，早期的"巫医"，他们"上通天文，下通地理，中通人事"，他们都是精于"脉诊"和"穴位"治病的医生。《伤寒杂病论》问世，人们尊崇张仲景为医圣。多数人以为，只要把历史上各家的精华学到手，就是一个了不起的好中医了。历史上有大量流传于世的中医书，可谓汗牛充栋，后世著书立说虽多，跟早年《黄帝内经》传世只为阐发医学道理、救济黎民万世这样的宗旨完全不同。

流传至今的古典医著中，曾多次讲到"三坟"医学巨著。《曲礼》谓："医不三世，不服其药。"这里的"三世"即"三坟"著作。这一句话的意思是说，没有学习过"三坟"这样一些医学巨著的医生，医术一定不会很高，不可以轻易相信他们的医术，他们开出的药方一般也很难对症。

回顾中国医药的发展和历史沿革，在数千年的历史演变中，医学跟整个中华民族命运一样，几经战乱，不断渗透入西方文化许多思潮，使得中医更是雪上加霜，特色几乎丢失殆尽。

就以"针刺"这门学问为例，在中华人民共和国成立初，以朱琏为代表的新针灸学派曾在世界掀起一阵针灸热潮。20世纪50年代后又开始经络实质的研究，"文化大革命"前后毛主席指示把医疗重点放到农村，搞"一根针、一把草"、赤脚医生、合作医疗。再到后来中药"穴位注射""针刺捅开聋哑禁区""快速针刺法"在全国推广。政府围绕合作医疗、实现全民医保曾多次想从针刺经络这方面寻找突破口，最终还是因为基础研究滞后，基础研究没有取得重大突破而导致停滞不前以至于无果而终。

更严重的是，内科医生小瞧搞针灸的医生，西医小瞧中医医生。外人评判医生医疗水平高低，多是看文凭，看学历、职称高低。国家开始职称评定之后，不正之风日盛，腐败情况跟整个大环境基本一致。不学无术的人，职称还会比有真才实学的人高得多，一步步导致了中医学术水平的倒退。

中华人民共和国成立初期，有一位叫任应秋的中医专家。从历史书上看，任应秋跟许多中医人一样，不了解这个名叫张元素的医生。1957年，任应秋在北京图书馆看到了张元素的著作《医学启源》，才了解了原来张元素就是金元四大家之首和赫赫有名的医学大家。让人疑惑的是，明明这样有水平的医学大家，为什么竟被历史淹没了呢？为什么后世没有人欣赏他的学问呢？这就是"道不同，不相为谋"，文人相轻，中医内部严重的"相互排挤"在作怪。

对于张元素这样一位学识卓著的中医专家，硬是有人诋毁他说："洁古（元素）首创古今异轨之说。""离经叛道。"说他的学说"无人传说，无人继承"。中医查体，是中医之本。一个医生医疗水平的高低，全在是否找到疾病的本质，这就需要全面细致地进行全方位的经络穴位查体。这也正是历代先贤历来所强调的基本医疗模式和医疗规范，后世是不能轻易更改的医疗常规。

从张元素的著作里，我们可以看到，张洁古治学，尽以《内经》之学，自学成才，基本上还算是一位继承"平脉查体"衣钵的"得道"之人。比如他在自己的书中写道："五脏六腑，虚实寒热，生死逆顺，皆见于形证，脉气若非诊察，无由识也。"长期以来，学习张仲景经方治病的人数多，影响力大，也给真正意义上的中医传承造成了不良影响。

任应秋看到历史上许多人这样评价张元素老人："洁古治病，不用古方……当时目之曰神医。"在他带领下，"医道于是乎中兴"，这才让任应秋恍然明白过来。正是因为张元素当时的医术很高，跟别人的医疗方法又不同，所以遭到同行嫉妒，因此别人就背后说他的坏话，错误地评价他，使得他在后世没有了名声。

我们说："医不三世，不服其药。"这是祖训。中医若不能回到"平脉查体"医疗的轨道，中药没有"平脉查体"提供客观依据，始终靠医生经验臆断开药，"效与不效"之间，难以自控，永远不能登上大雅之堂。当前环境治理，问题严重，需要国家层面的干预，中医发展，同样也需要国家层面的干预。如今经典中医这一真正属于民族医药文化的"平脉查体"医学模式，没有得到应有的弘扬和推广。国家中医教育、科研、临床，还在抛开"腧穴反应"这一中医理论基础，所以难以得到跨越式发展，这是影响中医发展存在的一个严重问题。

第五章　被错解误读的中国医学史

　　《中国医学史》为民国初年陈邦贤所编著，书中曾有一段话这么说："中国的医学，从神祇的时代，进而为实验的时代；从实验的时代，进而为科学的时代。又可说从神话的医学，到哲学的医学；从哲学的医学，到科学的医学。"书中显然把中国古典医学与现代西方医学混为一谈。最不可以接受的是，最古老的中华医药，完全是从"实验医学"，从人体疾病反应的"气象医学"这一"实验医学"开始的。所谓历史上从古典文字中所阅读出来的"巫医"时代，也是从"气象"等"脉象、穴位"反应的客观存在中走出来的。陈邦贤以上的这一观念，从另一个侧面干扰了人们对中华医药文化的认识。

　　被人为截然分开的秦汉之前与秦汉之后中华医药文化宝库中，有史书记载的医药文献，秦汉之前的独有《黄帝内经》《难经》《神农本草经》比较系统和完整，秦汉之后的当数张仲景的《伤寒杂病论》，以及追随张仲景医学理论体系的各家学说等。就是《伤寒杂病论》，有人也将其内容分为两部分，分别冠以《伤寒论》与《金匮要略》之名，历史上所谓的"三坟"也被后来的"四大经典"代替。真正认真研读过这些古典医籍和了解中华医学史的人，应该说都能证实中华医学是从"实验"医学，经历曲折，坠入"经验医学"之后，才出现了现在这种"不中不西的局面"。

　　清末民初的许多知识分子学习了西医，误解了中医，秦汉之后一直沿用的是所谓的各家学说中"经验医学"的传承。他们的共同点，是只摸"寸口"脉，不查经络穴位，凭问诊看病，一辈一辈传承的都是经验类型的知识。

新中国成立后，任应秋撰写的《中医各家学说》，是一本很有影响力的中医史类著作。其中观点，有许多内容被后来的中医教科书收载。同样的是，科学中医的理念被改变，对于中医发展的方向有很大影响。

清朝末年至民国初期，中国长期被外国侵略殖民。陈邦贤个人可能比较博学，然而其知识来源尽皆来自他人著述，在这样的背景下，陈邦贤撰写《中国医学史》，以讹传讹在所难免。

《帝王世纪》有一段文字记载："伏羲画卦，所以六气、六腑，五脏、五行，阴阳、四时，水火升降得以有象，百病之理得以有类，乃尝百药而制九针以拯夭枉焉。"这一段话的意思是说，中华医药经过对"脉"这一特殊生命现象即穴位反应的认识，一步步建立起了"经脉循行"系统，这一从"点"到"线"再到"立体层面"的认识。通过天文地理诸多自然现象的观察，认识上的飞跃，一下子跨越到了一个哲学的概念，这就是"伏羲画卦"的由来。

在这一朴素唯物论思想的指导下，从理论再到实践，建立了通过"寸口"脉象，分析检查全身穴位反应的"平脉查体"医疗活动。"寸口"部位为"脉之大会"的结论，得以从实践中再一次证实。所以体现中华医药完整理论体系的"藏象"学说得以最终建立。也就是"六气、六腑，五脏、五行，阴阳、四时，水火升降得以有象"的根据。

我们讲，平面的、立体的经络穴位研究，是"脉象学"成为中医诊法和查体医疗的思想基础。脉象之所以被格外重视，正是穴位反应研究的重要成果之一。穴位反应，简称"腧穴"，成为中华医药形成的源头。我们现在能看到的"十二经脉"，是"腧穴"研究达到一个顶峰的体现。古人在其著作中说，十二经脉是"端络"出来的，"端络"经脉的基本依据就是"腧穴"即穴位反应的好发部位和地带。在"经脉"概念形成之后，才有了古典药物学的萌芽，所以这样一段很有价值的文字记载最后说："百病之理得以有类，乃尝百药而制九针以拯夭枉焉。"

我们需要对"百病之理得以有类"这句话的意思来重新理解。中华医药学的病理学，建立在穴位反应之上。在找到"腧穴"这一疾病的源头之后，再进一步设置经络理论框架，紧密联系各科疾病的病理生理规律，通过经络穴位这样的基础，以"阴阳"为总纲，以穴位反应出现的"寒热虚实"为基础，建立起资料完整、说理充分的"藏象医学"经络脏腑理论，至此才是"尝百药而制九针以拯夭枉"的医学发展过程。

《中国古代史》说："神农所创之医，为医之经验；黄帝所创之医，为医之原理，进化之级应如是也。"这些话，说的也可能是中华医药兴起时一些细节，陈氏却极力否定，说他们这都是医药知识的匮乏所致。陈氏本人跟我们今天许多中医专家一样，所学不可能懂得穴位反应，不可能从事过针灸穴位的经络调节治病临床，自觉与不自觉地就错解了这段文字的含义。

陈氏片面认为："医药等事，常见原始的色彩，所谓汗牛充栋的文明典籍中，尽有野蛮的原料为我们所欣赏。""以为考古各科学上的证明，对于医疗只具有简易的基本本能的处置，和其他高等动物同类。"

陈氏在他的文章中，极力批评歪曲上古之巫医："医巫师就是原始的医士，原始医士的工作，是要先发现病源，然后设法对付，不查问病情，而但靠直觉的发现，是医巫师手段的表示。"

还说："中国医学的演进，始而巫，继而巫与医混合，再进而巫与医分立。"中国医学从以穴位治病为基础的巫医时代，逐步过渡到应用药物配合来治病。经过上千年之后，出于药物商业利益丰厚以及穴位治病技术难度过大等原因，大多数医生，走上了模仿前人药方治病的习惯，并日渐形成气候，掌管了医药行政大权，反过来排斥和挤压从事穴位治病的医生，甚至恶言进行各种不正确的诬蔑。

在这里我们找到了一些证据，比如，《黄帝内经》曰："先巫者，因知百病之胜，先知其病之所从生者，可祝而已矣。"这里边的一个"胜"字，很说明问题。人体有许多疾病，是因为情感致病，七情太过，这样的情况下，药物甚至穴位调理效果有限，不及"祝由"这种心理治病方法，现在我们所称"心理疗法"，并非什么迷信活动。

同样，还有文章记载说："俞跗治病，不以汤药。"意思是俞跗把"刺法"治病技术运用到一个很高的历史水平，以至于"甚少"采用药物给人治病。随着各个历史时代不断演变，"方士"药物治病逐渐占据了整个医药市场，最负盛名的"祝由"以及针刺治病技术也逐渐不被重视，通过穴位反应规律开展"平脉查体"医疗的活动逐渐被时代淹没。

陈氏在自己的书里，简单地引用某一个人的几句话，极不负责任地评价"巫医"以及中国医学的发展，"先是祝由用祈祷诅咒来医治疾病，后来人类的知识渐渐进步了，知道生病完全依赖祈祷诅咒是无效的，于是巫渐渐达到医乃至药的地位了"。借某一些人"药物也是一种魔术"，讲出许多不符合历史事实的话，"其选采的方法是应用同类相治原则……仅取浮泛的相似性而已"。如此解释，其实恰恰说明，古代先民对于药物认识，不但不是"浮泛"，而是从"属性"上归纳，更加理性。

疾病的表现，出现"腧穴"穴位反应，是医学之源。《中国医学史》一书在很大篇幅上，忽略了中华医药早年形成发展的真实历史记述，更没有公正地评价和认识到中华民族对于人类医学事业的巨大贡献。而比较真实的情况，我们摘《左传》一小段做一说明。

《左传》引用医缓的话说："天有阴阳风雨晦明六气，降为五味，发为五色，徵为五声。"认识到天气气候变化影响着人身和自然生态，地球上诞生的食品、药品，所呈现在人体皮肤上的颜色，所发出的声音，都是大自然的馈赠和赐予，这是认识疾病规律和诊治疾病必不可少的医学知识。

《周礼·天官》中有一段话，讲出了"西周"时期人们用药的一些基本常识，"凡药，以酸养骨，以辛养筋，以咸养脉，以苦养气。"这里所谓

"养"，就是促进其功能活动，去除"骨脉筋皮肉"这些方面疾病痛苦的办法。

针对"春多酸，夏多苦，秋多辛，冬多咸"这些气候变化影响，书中讲到如何进行膳食的选择。春用牛脂来改变膳食结构，夏用鱼脂来改变膳食结构，秋用鸡脂来改变膳食结构，冬用羊脂来改变膳食结构。这是通过动物属性、人的五脏特性，加之结合季节变化所设计的饮食结构的一个例子。

古书曾讲到"三坟"医学巨著，以及称之"三世"医学等很重要的医学史学资料。《曲礼》曰："医不三世，不服其药。"意思是，没有读过、学习过"三坟"这样一些医学巨著的医生，医术一定不会很高，不可以轻易相信他们的医术，他们开出的药方一般也很难对症。这是对我们今天的中医教育提出的很严厉的批评，因为我们的教学只是讲了些临床常用的医学知识，对人体疾病规律性的东西很少涉及。

被历代备加推崇的"三坟"医学著作，历来争议很大。从我们临床需要掌握的基本医学知识来看，《孔疏》这本书引用早年的一些说法认为，"三坟"巨著应该是《黄帝针经》（也就是《素问》和《灵枢经》）、《神农本草经》、《素女脉诀》（又称《天子脉诀》）。因为历史的原因，《黄帝内经》与《黄帝外经》的概念发生了混乱。从内容看，《黄帝内经》指的就是《素问》，《黄帝外经》就指的是"灵枢经"。

在"三坟"著作中，写作《黄帝针灸》是有原因的。因为流传下来的典籍中，《灵枢》从来没有被明确标出《黄帝外经》这样的字眼，而直接就是《灵枢经》。《黄帝内经》一书也只有《素问》，没有见过有"灵枢"的字样。所以有人后来就把《灵枢经》《黄帝内经》二者混在一起，这才有了《黄帝针灸》这样的记载。

至于《素女脉诀》，从字义上讲，"素"就是平白、单纯、朴素的意思，"平人"也就是自然人。这本书的内容，可能大多数都是人称《难经脉诀》的一些内容，所以也有称之为《天子脉诀》的。

《脉诀》的名字，被引用在各个朝代的典籍书目中。具体面貌，我们今天已经看不到了，基本精神和内容，以及其中最核心的内容，就是"平脉查体"，有关"平脉辨经"这方面的内容。通过对《黄帝内经》《灵枢经》蕴含的医学道理的体会和摸索，"查体"的许多技术真谛和技术奥妙，已经基本被破解和掌握。张仲景《伤寒杂病论》一书介绍的"平脉法"，也多是在这一方面有所发挥。

"脉诊"的道理和基本要求，现今人们还是当王叔和《脉经》为经典，传抄着李时珍《濒湖脉学》的人依然不少。"脉象"主病是经验论，是今后需要学习、普及和推广的"古典脉法"的极大障碍。现今中医教学上的"诊法"部分，也还是照着他们那种"摸脉、切脉、号脉"的概念和方法去做。

还需要强调的是，所谓"三坟"著作中的"脉诀"，是系统全面介绍"平脉查体"医疗的专业书籍，相当于西医的"诊断学基础"。在《中国医学史》一书中，作者在对中医"平脉查体"这一基本功毫不了解的情况下，妄加评说，给后来的中医教学和医疗造成了很大的误解和误读。

"三坟"著作，也就是人们所说的"三世"医学，是在中华医药诞生和成长中一步一步总结出的宝贵医学经验。如果中华医药今后的发展，不从这方面打基础，很难实现中华医药的复兴。

对《神农本草经》的评价，《中国医学史》没有说清楚。至于发展到我们今天，李时珍《本草纲目》很受重视，甚至有"取而代之"的效果，是因为大多数人根本不了解"本草"一词是什么含义。就像《针灸甲乙经》一书，因为"针灸"这样一个概念的出现，本来应该名之为"刺法技术"的名称，被过度"口语化"，结果一步步演变，被说成"扎针"。这样一说，当年的"刺法"即"微型手术"，明言"刺法"的概念被"针灸"二字贬低到不值一文。原因是古代创立的"九针"医疗技术，是一种高难度的"微型手术"，今天把它当"手术"的人，少之又少。

《神农本草经》中的"本草"一词，本身具有"基本药物"的含义。后人由于不懂得经典的医药概念，从前人的药方中，不断抄袭某些药物的"主治"和"适应病证"，以"本草"命名的书籍，不再含有"本草"的意义。

东汉以后，两晋、南北朝、隋唐乃至明清，特别是李时珍《本草纲目》，无尽地扩充编辑，对前朝业已厘定的"基本"药品造成冲击，打乱了经典的"基本药物"原则，其临床意义是有限的。

《神农本草经》作为经典，有一些很值得传承的用药方法，药品分上、中、下三品，意义非凡。治病祛邪用毒品，列为下品。毒性次一点的，列为中品。药性温和，无毒的，列为上品。按照"基本药物"即"本草"寓意，如果认为古书中列举的"基本药物"碰到后来功效作用更强的、毒性也更小的"新药"，只可以把以前的药物退出来一味，才能再增添一味，这样才能永远保持"基本药物"本色不会改变。

还特别需要指出的是，古代穴位治病为主，不得已才用药品，或者穴位治疗配合药品。今天我们完全打破了这个规矩，临床上滥用药，"药书"尽在收载些草根树皮。虽然说用到人身上，可以"发汗、解表、通利、渗泄"，然而长期使用安全性难以保证。

自古药品、食品是不能截然分开的，有许多可以食用的食品，经常会被调配在药方中。作为治病，不单是祛邪，还要扶正，补养与医疗结合在一起，这是中医特色。再说"方剂"，"方剂"是具有一定剂型规矩的成熟配方。《中国医学史》是在受到西医思想的影响下，对古代用药的常规和中医药形成历史，没有十分了解的情况下，所写的文章，对于中国人眼里的"药"，凭借"属性"，只讲"平衡阴阳"，而不是单纯去讲有效成分。疾病中需要平衡的"阴阳"，就是体表的反应穴位体征。那些古代的治病方法、古代的治病药物，需要我们在重温历史的时候，再来一次回顾。

让我们来翻一翻历史。《周礼》郑康成注："五药，草、木、虫、石、谷也，其治，合之剂，则存乎神农、子仪之术。"

意思是说，药物的主要原材料，取之"草、木、虫、石、谷"，五谷、金石被列进药方的组成部分之一。至于如何制剂，如何七情合和，成为一个有用的和有效的药方，历史记载，是从神农和子仪（即伊尹）开始的。

《神农本草经》成书的年代，大概是在黄帝时代之后。《帝王世纪》载文："黄帝使岐伯尝味草木。"是说"黄帝"时期，下令让岐伯着手研究药物属性，其后，到"神农"时期，才撰著了《神农本草经》这本书。

《淮南子》评价道："虽言神农尝百草以合药，亦无本草之名。"唯《帝王世纪》云：黄帝使岐伯尝味草木，定《本草经》，造医方以疗众疾。乃知本草之名，自黄帝始。《针灸甲乙经》序中曾有一段话："伊尹撰《神农本草》一书。"其中意思大概有两点：

其一，说明商代就有《神农本草经》这本书；其二，伊尹是一位商朝时期很有影响的丞相。历史上这位伊尹在《神农本草经》基础上，活学活用了《本经》书中用药真谛，撰著了《汤液经法》。

《周礼·天官》记载了这一事实："医师掌医之政令，聚毒药以供医事。"其中有几句特别值得提醒后人的话，以"五味五谷，麻黍稷麦豆，五药，草木虫石谷"为医药治病之品。自古医药不分家，有了殷商时期的医学进步，药物学才得到相应的突飞猛进的发展，说明在商周时期中华医药在医药技术上已经达到一个很高的水平。

从五脏以及四时气候而言，又讲道，用药"凡和，春多酸，夏多苦，秋多辛，冬多咸，调之以甘"。当时把治病叫调理，而不是进行治疗。这种调理，意思是从"泻"的角度，从对抗的角度，来调理疾病的痛苦。这里面讲了很多医药智慧，也有一定的深刻道理。

有人总要贬低东方文化，特别是中医文化。然而，西方医学所见，并不完全了解人类生命之本，撇开大自然对人类生命与健康的影响而谈生命科学。今天，可能还有人对《黄帝内经》成书年代有怀疑，疑是汉时的作品。同样对《神农本草经》的成书年代有怀疑，对精挑细选出来的这样一些"基本药物"有怀疑。对于《本草纲目》这样庞大数量的药品总数，可能还以为是

"药物学研究的进步"。只相信西方文明，对自己民族的医药文化水平持否定态度，这样会影响年轻一代。

《素问》序言里有一段文字："昔黄帝之御极也，以理身绪余治天下。坐于明堂之上，临观八极，考建五常。以谓人之生也，负阴而抱阳，食味而被色。外有寒暑之相荡，内有喜怒之交侵。天昏札瘥，国家代有。将欲敛时五福，以敷锡厥庶民。乃与岐伯上穷天纪，下极地理，远取诸物，近取诸身，更相问难，垂法以福万世。于是，雷公之伦，授业传之，而《内经》作矣。历代宝之，未有失坠。"

这一篇论述，其中大段文字及其中意思已很明确。今天我们看到的《素问》一书，已有相同文字见诸经文中。

在轩辕氏主持政务后，就着眼医药文化的繁荣，整理修订像《扁鹊外经》《扁鹊内经》《素女脉诀》《太乙神明论》等书。当年，也不乏高人出世，如雷公、岐伯、鬼臾区等人。所谓"素问"，从医学严谨、彪炳万世计，以平常语言，通俗文字，以平常自然人体质状况，为解说考究对象。在男女大人小孩之间寻找适宜之解剖对象，在身长身短之间，除去生理上的差异，找到平衡点，这就是"更相问难"的"素问"之义。

从了解中国医学史来说，古语中的"端络经脉"一句，意思就是"设置"。通过"设置十二经脉"这样一个理论框架，来指导临床实践。因为这样的"经脉"是一个一个"腧穴"反应的线条联系、划分中，充分考虑到体表阴阳关系和疾病反应阴阳关系，这许多涉及解剖概念的组织结构问题。所以文章强调要"综观全局"，站在更高的层面，即"坐于明堂之上，临观八极，考建五常"。特别是"上穷天纪，下极地理，远取诸物，近取诸身"一句，讲出了"设置"本身所具有的科学性和实践性。而其中更深刻的道理，对疾病因素，总会从"外有寒暑之相荡，内有喜怒之交侵"考虑。所以对于研究生命科学，值得我们今天学习参考。

另外，还有值得我们重温的是《难经》。《难经》虽年代久远，但其中文字很少有人改动，基本精神始终没有改变。文体也是问答体裁，讲述了许多直接关系到临床工作的内容。

比如，脉诊为什么能诊病？平脉辨经都有哪些方法？如何认识"是动病、所生病"？"五行"推算公式如何应用？虚损证如何处置，等等。它是《黄帝内经》之后，就有关切合临床技能的部分，再次做出的一个解答，好比是一本学习《黄帝内经》的通俗讲义。

《帝王世纪》中曾这样解释说："黄帝命雷公、岐伯论经脉，旁通问难八十一，为难经。"《文苑英华·序》曾讲道："黄帝八十一难经，是医经之秘录也。"

赵希弁说："秦越人授桑君秘术，洞明医道，采《黄帝内经》精要之说，凡八十一章，编次为十三类。其理趣深远，非易了，故名《难经》。"

苏轼《楞伽经·跋》："医之有《难经》，句句皆理，字字皆法，后世达者，神而明之，如盘走珠。如珠走盘，无不可者。若出新意，而弃旧学，以为无用，非愚无知，则狂而已。譬如俚俗医师，不由经论，直授药方，以之疗病，非不或中，至于遇病辄应，悬断死生，则与知经学古者，不可同日语矣。世人徒见其有一至功，或捷于古人，因谓《难经》不学而可，岂不误哉！"

总之，被历代误解误读的中国医药史有方方面面，不能一一列举。今天我们看到的中医，也并非就是原创的地地道道的中医，已有很大折扣。读了《中国医学史》，读了上边这些有关中医历史的文献资料，希望更多的人明白过来，两千多年来已经走偏的中医，需要赶快走回来。

第六章　"经典中医"的辉煌历史形象

在介绍"经典中医"辉煌历史的时候，有一些"数字化、数学化、信息化"的内容，就会呈现在我们面前。《素问》"金匮真言论"这样介绍说：

"东风生于春，病在肝，俞在颈项；南风生于夏，病在心，俞在胸胁；西风生于秋，病在肺，俞在肩背；北风生于冬，病在肾，俞在腰股；中央为土，病在脾，俞在脊。"这是结合人体疾病所出现的穴位反应很有见地的重要论述。

文章结合穴位反应接着说："故春气者，病在头；夏气者，病在藏；秋气者，病在肩背；冬气者，病在四支。""故春善病鼽衄，仲夏善病胸胁，长夏善病洞泄、寒中，秋善病风疟，冬善病痹厥。"

古籍记载的中医，在对人体疾病规律认识上，首先设置了一个"理论框架"，把全身分别用"纵的"和"横的"线条划分为若干个"区域"，每一小块"区域"都要给标记上"属性代码"。举例来说，足三里这个穴位在纵行的线上，属于"土"的属性的胃"足阳明"经；在横行的线上，比如，把胃经这一线段，又划分为若干线段，足三里处在"土中土"的这个节点上。发生在"胃经"足三里穴位上的"反应"，就要选择属于"土中土"的药物来进行调理。根据药物"归经学说"的规定，"人参"等一组药物属性为"土中土"，所以处方中应当首选"人参"这味中药。

鉴于此，古代为了能把"疾病证候、穴位反应、所用药物"统一联系起来，就找到了一个处理这种关系的"公约数"，这个"公约数"就是"阴阳"。所以，《金匮真言》篇就列举了许多通过"阴阳"来统一处理这种关系的数字编排。

通过长期观察总结，用"阴阳"这个公约数对昼夜气温变化进行"阴阳"的归纳是："平旦至日中，天之阳，阳中之阳也；日中至黄昏，天之阳，阳中之阴也；合夜至鸡鸣，天之阴，阴中之阴也；鸡鸣至平旦，天之阴，阴中之阳也。"

对人身进行"阴阳"的归纳是："夫言人之阴阳，则外为阳，内为阴。言人身之阴阳，则背为阳，腹为阴。"

对于脏腑进行"阴阳"的归纳是："言人身之藏府中阴阳，则藏者为阴，府者为阳。肝、心、脾、肺、肾五藏皆为阴，胆、胃、大肠、小肠、膀胱、三焦六府皆为阳。"

"故背为阳，阳中之阳，心也；背为阳，阳中之阴，肺也。腹为阴，阴中之阴，肾也；腹为阴，阴中之阳，肝也；腹为阴，阴中之至阴，脾也。"

对于"十二藏府"对应的"十二经脉"进行阴阳的归纳是：肺之脉，手太阴也，大肠之脉，手阳明也。脾之脉，足太阴也，胃之脉，足阳明也。心之脉，手少阴也，小肠之脉，手太阳也。肾之脉，足少阴也，膀胱之脉，足太阳也。肝之脉，足厥阴也，胆之脉，足少阳也。包络之脉，手厥阴也，三焦之脉，手少阳也。

古人通过对以上这些各种"阴阳"关系的归纳和统一分类评判，在建立"数字化"医学模式的疾病宏观调控中，古典中医走在了世界前列。

所谓"故以应天之阴阳也"一句，以及"此皆阴阳、表里、内外、雌雄相输应也"的解释，是说在人体整个疾病过程中，"天地阴阳"和"人体阴阳"是相互呼应和相互联系在一起的。正是基于这样一种人与自然密切相关的理念，古人创造性地把疾病的诊断、治疗的基础统一在一起，建立了一个有别于西方医学的"数字化"的信息平台。

正如《黄帝内经·素问·生气通天论》所讲的："夫自古通天者，生之本，本于阴阳。"人的生命是依赖大自然存在的。人在"天地之间，六合之内"，人体的各个部位，"皆通乎天气"，所谓"苍天之气，清净则志意治，顺之则阳气固，虽有贼邪，弗能害也"。

"平脉查体"医疗全科医学模式，是在"寸口"脉诊提示下，平脉辨经，依据检查发现的体表反应经络穴位进行诊断，将阴阳五行理论联系到具体的穴位上进行辨证施治，能做到宏观观察，全身病痛一齐整体调理。

通过"平脉查体"，依据反应经络体征开方治病，避免了现行中医的开方不对症、针灸点穴不见效。尤其通过气机的调理"点穴"，是各种治法中最让人感觉神秘的方法。只要掌握了其中奥妙，对很多疾病，都能做到"妙手回春，应手取效"。

在新的历史条件下，我们要用科学中医、创新中医的眼光看待中医药发展。古人设置的人体十二经络"理论框架"，为现代中医发展铺展了平坦的道路。教导后来的医生，在"脉诊"检查完体表各种反应后，需要再来归纳各种反应穴位，看它们属哪个经络，再推测出属于哪个脏腑。如此辨"阴阳"，辨"寒热虚实表里"。依据经络穴位反应体征，"六经辨证、分经用药"，临床疗效会更进一步提高。

在四十多年的从医生涯中，太乙中医应用古籍记载的"平脉辨经""平脉查体"医疗方法和模式，从基层到大医院，治疗过脑血管病、心血管病、癌症肿瘤，甚至也处置过艾滋病、白血病，特别是高血压、冠心病、糖尿病，治好的病人很多，包括 1 型糖尿病也治愈不少。心衰、肾衰，休克、虚脱，急性出血，各种顽固型疼痛，痉挛、抽搐、昏迷不醒，都抢救过。

对颈椎病、腰椎间盘突出、顽固性头痛、三叉神经痛、长期失眠等，疗效可以说立竿见影。对高血压、糖尿病、冠心病、中风偏瘫、恶性肿瘤等，许多被认为不治的、不可逆的疾病，多数都能取得满意疗效。对脑外伤、脊髓损伤、脑瘫、进行性肌营养不良、神经元病变、中风、脑血管意外后遗症，各种原因引起的瘫痪、肌肉萎缩等疾病的疗效，达到国内很高水平。

对抑郁症、进行性肌无力、神经元病变、癫痫，该项技术都能有80%以上治愈率。有一位比较严重的三叉神经痛患者，两三次就有明显疗效，五六次就基本不痛，治愈后没有复发。还有，太乙中医以前曾治愈了许多小儿聋哑症患者，记者登报纸说"千年铁树开了花，七岁聋哑说了话"。

本技术对冠心病疗效很好，基本可以替代心脏搭桥、放支架等手术。对各种慢性疑难病、抑郁症、进行性肌无力、运动神经元病变、癫痫之类都非常有效。像三叉神经痛、面瘫、脑卒中后遗症之类，两三次就有明显疗效，五六次就会基本不痛，值得更广泛推广。

有两位肝硬化患者，一位的转氨酶高到了300U以上，拿30万元准备去地坛医院住院，听说还治不好，到太乙中医这儿治疗不到两个月，转氨酶降到43U，其他指标基本正常。有一位周某某的患者，心脏搭桥术后仍心肌缺血，血脂高，前列腺增生，用这位患者的话说，多家医院效果都不明显。但经太乙中医两次治疗，北大医院化验就有八项指标转为正常。

通过长期大量实践，我们深刻领会到，人体只要有疾病，就会在体表出现一系列的反应体征。需要每一位医生明确的是，所谓全科中医、全科医生，不是只懂得西医知识就行。"平脉查体"医学模式，几乎是一种全科的"超能"医学模式。应用此项技术，过去的穴位处方不要记了，病变反应到哪里，就在哪里取穴治疗。中药治疗，也体现在对疾病阴阳失调的基础上。病变反应到那里，就可以根据那里的穴位属性去联系可以选取的属性上相同的药物科学用药治疗，要看穴位反应的情况来定。

每一患者的调理，要按照《黄帝内经》时期设置的"十二经络"框架，再把《神农本草经》里的"基本药物"一个一个的属性用"阴阳分类"和"五行分类"法加以分类，再根据出现在"十二经络"框架里的体表"穴位反应点"及其"阴阳属性"和"五行属性"，就可以准确地找到每位就诊患者最适宜治疗的药物。

人类医学科学的发展，离不开大自然的生生息息。金元时期著名医家张元素在为学生编写的教材《医学启源》一书中，一开始就罗列出了一个人与天地相统一的图形，所谓"天地六位藏象图"，来解释有生命的人类与天地一体，息息相关的道理。在任何时候，研究有生命的人体，不可以片面地通过一两个检查数据说明问题。任何药物和手术治疗，离不开整体观念下的人体气象医学知识。

应该指出的是，现在从事针灸专业、从事内科专业的，所学到的那些知识都是前人的经验积累，可用的部分有很多，但如果不结合"平脉查体"，就没有治愈疾病的把握。比如针灸，可能偶然会刺到反应穴位上，所以也偶然有效，但这不是医学所赋予的科学方法，只是几千年来某些个人经验。

"诊断学基础"，这是中西医都值得重视的一门学科。现在我们身边有西医存在，西医在教学方法上很注重基础医学的教育，强调西医诊断学基础的学习，中医发展就是缺这个"诊断学基础"的学习。

可以肯定地说，历朝历代著书立说，当时都没有意识到从基本原理、基础理论上来传承中华医学的精粹，只是快人快语地向后人介绍了一些自己治病的经验和技术。"医学"二字，最早从中华大地诞生，这是不争的事实，西医教材里现在的所有脏腑之类名称都来自中华医学，西医形成借鉴了中华医学许多研究成果。几千年后的今天，倒是西医从一个个疾病临床表现和症状上罗列出了一套理论，从透视、化验看到的组织结构等方面的病理改变，一步步发挥，成为一种医学模式。因为简单浅显，容易被普通民众接受，反倒让人们觉得西医科学成了热门学问。其实透视、化验以及许多西医检查数据背后，许多结论都值得商榷，甚至还都只是"管孔之见"。当下我们能看到的这样一些还处在低层次的研究和表面文章，跟中华医学经典相比，是微不足道的。然而我们现在的中医，却愿意去步西医的后尘，自己的特色没有，甚至完全丢掉。即便是"八纲辨证"，即便是"辨证施治纲要"，缺乏理性的东西，生搬硬套前人的经验。中华医学的"实验学"基础，就是"阴阳五行"这些人体疾病过程中反应到体表的"腧穴"。没有了"平脉查体"这样一个实验中医学基础，中医就失掉了根本。"平脉查体"是当代中国人学习中医的必修课。

第七章 人类医学史上的"数码医学"时代

《黄帝内经》一书在很多篇章都流露出了这样一种思想，"天地之动静，神明为之纪"。古人的医学思维，受"河图、洛书"，即"斑马、乌龟背甲"等动植物图案的启发，把那些很有意义的图案跟人体穴位反应联系起来。在《黄帝内经》《难经》成书的三千多年前，从人体穴位反应现象联系到动植物身上图案，通过这样一些数字内涵以及纹理变化，来设计和设置了研究人体疾病规律的经络"路线图"，确定出了所谓的"十二经脉"的循行路线和分布区域。特别是"划分"人体各部皮肤属性，确定纵向和横向的"五行"段落和层次。利用人体存在的属于"病理生理"范畴的"穴位反应"，攫取了大量疾病信息，进一步结合"天地运行"普遍规律，总结成为"五藏系统"理论。这就是人类医学史上最原始、最朴素的"数码医学"时代。

人体有了疾病，通过一个经络反应信息系统，贯通内外，联系全身。包括人体跟宇宙天体的连接，这就是中医的超前和创新优势。人类医学进步，需要这样一个信息时代到来，需要借助古人发明发现的这样一个经络穴位反应信息系统，才能实现。

任何科学技术的发展都离不开信息技术，西方医学在发展过程中许多方面遇到了瓶颈。在多数疾病状态下，人体固有的经络穴位的电反应、电传导速度最快。临床上化验、透视这样一些通过仪器检查所获得的数据，都无法跟大脑电传导链接，跟宇宙大环境、大数据链接。疾病从经络阴阳穴位去调理，是高到再也超越不过的调控了。这些都充分体现了古典中医的高科技。

在"五藏系统"理论中，人体病理生理变化，全部操控在一张"太极图"里，即"人体平面图"里。所有临床病变和病情变化，都要归纳为"阴阳"两大类证候，所有穴位反应要归纳为"阴阳"两大类体征，所有治病药物要归纳为"阴阳"两大类属性，所谓"辛甘发散为阳，酸苦涌泄为阴"。古人运用"数码医学"理念，所有诊断、治疗和预后判断，都在医生把控之中。"数码医学"的高端设计，将各种治病手段和治病药物，都用几个特定的"数码"标记，这是世界医学史上一个伟大的创举。

我们经常说，任何自然科学，只有发展到"数码"层次的"数字"高度，才算是它发展的最高境界。综观古典中国医学，虽然形成年代久远，但从理论到实践，都具备"数字"的特征，一切都用"阴阳五行"这样的"数码"语言来概括。

如在《运气》篇，大量篇幅讲到，预测天气，预测病虫害产生、病毒流行、疾病传染，界定"时空、地空"，表示"时辰、方位"，解释"天文、地理、人事"活动规律，都要拿"天干、地支"这样一组数字作为"代码"表述。并在此基础上，进一步演变，如《易经》"六十四爻"，再度被推上哲学的高度。对人事的预后推断，对疾病诊断、治疗和生老病死判断，中国古代大量医学成果满载着疾病信息和中国文化走上了人类文明的历史舞台。

而这些的客观物质形态基础，它们产生的原型，就是人体反应疾病的"穴位"。《黄帝内经》曾讲道："余闻上古圣人，论理人形，列别藏府，端络经脉。会通六合，各从其经。分部逆从，各有条理。四时阴阳，尽有经纪。外内之应，皆有表里。"

这一段话所要讲的意思，是说上古圣人为了疾病的诊断治疗，首先规划设计了一个"令合天道，必有终始，上应天光星辰历纪，下副四时五行"的经络系统。在世界医学史上首次发明创造了一个"会通六合"的"经络、藏府、阴阳、五行"网络定位标志，发明创造了除了"解剖医学"之外的"藏象医学"诊疗模式。

在学习古籍中，我们了解到，按照古典医籍文字记载，人体有两个并行的调节系统。构造上更神秘的地方或者是有某一种特殊物质存在，今天还不能认定，将来一定会被认定。

在相关皮肤层面，我们用肉眼已经发现，在每一个患者的疾病过程中，体表都会出现一定的反应，这不是虚无缥缈的，而是实实在在存在的。可以肯定，反应的根本在于皮层内隐藏着一种专门组织结构，在这里，我们暂且命名它为"真气结构"。打比方说，树木存活靠树皮，嫁接复活靠生长层。人体也可能一样，衰老和疾病修复靠"生长层"。这里所说的这个"生长层"不是别的，正是古人反复强调的"腠理"部位。临床上诸多"病毒感染、流行感冒"之类所谓的"营卫不和""营卫失调"，从开始发病都有"腠理"部位参与其中。

古人认为，人体皮肤上有许多与外界联系的"神秘通道"，它们就是俗称的"穴位"。医学介入到穴位反应这个层面，意味着它的进步和高端，这是值得学习和推广的。古人以疾病过程中的反应"腧穴"为对象，建立了以皮肤"反应部位"为"解剖"对象的"气象医学"模式，进一步不断实践认识，逐步形成以反应腧穴"阴阳五行"规律为基础的"藏象医学"理论。一个能圆满解释人体生理病理现象，揭示疾病规律，预测疾病死生，融"解剖与气象"疾病规律为一体的中国"藏象医学"模式，为世界医学发展树立了榜样。

我们可以这样想象，古人为什么要"虚设"这样一个脏器？从我们今天所观察到的穴位治病的超常效果看，猜测古人从他们对穴位反应的观察中，已经意识到人体可能有两个并列的调节系统，所以虚设了一个脏器。穴位反应涉及人体体液免疫和细胞免疫诸多现象，是人体很重大的一个自身修复功能。从目前医学界发现，人体所潜在的原始"干细胞"，有重大疾病修复功能来看，这一虚一实之中，存在的这一"虚"的脏器，可能就是能发挥重大修复功能的目前医学界发现的原始"干细胞"等潜在物质。

让我们再次翻开历史，找出些能说明这一些的历史证据。古代医学、哲学概念的产生，其原型和物质形态基础，都与反应疾病的"穴位"有关，这是一个不争的铁的事实。这些说明，经典中医"数码医学"模式的创立，始于脉象、反应穴位的研究。

《黄帝内经》在论述到脉诊形成原理时，曾多次用到"始于一、终于九"这个概念，这句话是仅存于世能够说明"医学数码"始于"河图、洛书"的解释。原话的意思是，从人们观察到的人体疾病反应这一规律来说，集中到一点，是一个"寸口脉"的"脉动"点，放大到全身（比喻九州、九个区域），就是"寸口"脉被放大到一个人体"平面图"上，也就是一个反映全身整体性经络穴位反应的图像系统。

中医、西医同属医学的范畴，是不同角度的两种医学观察模式。西医侧重于解剖医学研究方面，主要工作方向是对"基因、细胞、组织、器官"等的微观研究。中医侧重于藏象医学研究方面，主要工作方向是对"原点、腧穴、经络反应体征"等的微观研究。

在临床诊疗中，以解剖医学理论为主的辨病治疗，大多属于医学"第一程序"的工作；以藏象医学理论为主的辨证治疗，大多属于医学"第二程序"的工作。"第一程序"的工作，大多侧重在解决疾病的诊断问题，解决疾病治疗的问题，多数还是需要"第二程序"的工作。大力开展"医学第二程序"的工作，将是中医药今后工作的主要方向。

古籍中，曾有一段关于生命起源的文字记载：人始生，先成精，精成而脑髓生。皮肤坚而毛发长。骨为干，脉为营，肉为墙。大意是，在精成脑髓生之后，最开始形成的是皮肤，有了皮肤之后再由皮肤派生出各类组织细胞形成各种内脏器官。在人体各组织器官还未生成前，精密的人体构造，有意保留了极少部分原始未分化细胞在皮层下，以及在骨髓中，以备机体某部分损坏之后再派其去加以修复。储备这些原始未分化细胞，好像是留一些储备粮来应对饥荒。

医学前沿的研究认为，21 世纪最具潜力的医学成就，就是发现"干细胞"。通过"干细胞"移植，为许多疾病治疗找到了新途径。多数疾病治疗经验告诉我们，治病只有把人与自然放在一起来进行疾病规律研究才是方向。如果我们的医学观察和医疗活动，不向经络穴位反应这一贯通天地的"大网络、大数据"靠近，而恰恰是远离经络穴位反应这一贯通天地的"大网络、大数据"，许多疾病可能永远无法解决。

太乙中医发现，中国古代刺法治病技术，其治病原理，在于利用人体一种叫"原"的物质基础，通过针刺皮表部位"神气游行交会处"，来正能量地干预和调控大脑皮层高级神经中枢。针刺技术的高超之处，相当于利用大脑皮层高级神经中枢的联络功能，在皮表的信息联络部位做手术，其精密、精微程度可想而知。

从"信息化"的先进程度来说，刺法是一种"数码"技术。我们看到，临床上真正遇到难以解决的疾病痛苦，医生常常会感觉到医学的无奈。这是什么原因呢？是说现在整个医疗技术水平还不高，疾病治疗跟疾病信息脱节。不断制造、引进一些高端仪器设备，貌似先进，其实跟像神经、精神、内分泌、各种微血管病变，如高血压、冠心病、糖尿病、癌症、艾滋病，还有流行性季节性传染病等，在治病理念上，跟经典中医疗法，特别是"刺法"数码技术相比，还有很大差距。

通过大量临床工作实践总结，我们相信，各种疾病都能通过穴位反应获得其数据。中国古代医生对人体"数码医学"的设计，将各种治病手段和治病药物，都用几个特定的"数码"标记，这是世界医学史上一个大的创举。看得出，《黄帝内经》一书作者，苦口婆心地反复讲解，很是想将这样一些高科技成果告诉我们后人，让我们诊断治疗疾病能找到捷径，这一点让我们每一位中国人都感到无比自豪。对照当前的工作，我们才会明白，今天的医学科研，还有许多工作要做。我们需要虚心向古人学习，现代医学才会进步。

第八章　中国医学"三分天下"

　　在医药学界，现在这种局面，中国中医学已经落后于西方医学很多年。西医为国内第一大医学，几乎占领了整个医药市场。现行中医依附西医存在，虽说也在国家扶持下势力不小、影响不小，但实力不大。现行通俗中医势力也大，暂居国内第二大医学。如今修复起来的"经典中医"，几乎所有人都不会知道，也叫"名不见经传"。虽然它还很微小，但真正属于我们民族正宗的医学模式，是"中华医药"的根。如果能被重视，能得到振兴发展，就是"第三医学"了。

　　有一段历史故事值得记取。诸葛亮设想造成"三国鼎立"局面的目的是想在"绝处逢生"，建立"西蜀"只是权宜之计。"经典中医"经过数千年后重新被修复起来，在许多人眼里觉得不可思议，因为它跟现行通俗中医在教学、科研、医疗方面都有很大不同，所以工作起来受到来自各方面的阻力。尽管"经典中医"具有"卫星上天"一样的能量和贡献，却很难得到相关部门重视，这就使得"经典中医"跟当年的"和氏璧"一样放在路边没人理睬。

　　目前在中医团队里有两种极端的倾向。一是方舟子、张功耀等发表言论，要取消中医。一是民间中医已经从古籍中发掘整理和修复出了"平脉查体"医疗一种全新的中医医疗模式，中医向高层、高端和全科发展，疗效超出了西医，胜过了现行中医，业界保持沉默。

对于"经典中医"的发展，需要让全社会在认识上有一个提高。我们的祖先早在五千年前中华文化体系开始形成时，就发现了在人体存在着可称之"藏象"的"腧穴"反应系统，撰著了一部让世界医学论坛至今仍无法破解的神秘天书——《黄帝内经》。其理论体系，专注于从体表各个局部微循环部位，即"穴位电位点"到全身"脉电位点"，从整体效应来集中观察全身各组织器官的功能失调，医学调节模式具有"数字化"更高层次的特点。

中国卫生工作应区别于国外所有国家，它有着起源于"藏象医学"这一古老医学的特点。常常会被简单地跟国外一些"传统医学"混淆在一起，而忽视了它作为人类第二大医学模式的重要科学内涵。

中华医药是世界上一种独有的民族医学模式。今天我们所能看到的中医，随着岁月的流逝，已经严重蜕化，用一句话说，就是"不中不西"。在西方医学不断壮大进步中，通俗和流行的中医越来越不具备跟西医抗衡的优势，而是依附西医生存。面对西医的"科学"，有人便觉得现行的通俗中医"不科学"，有很多年轻人开始放弃中医，转身又去学习西医。

在管理方面，还存在着不适宜经典中医发展的制度和法律法规。如今在偌大一个中国，在拥有十几亿人口的大国，大多人都指望西医西药来解决中国老百姓的医保问题。事实上，如果没有地道的中国医药文化的复兴，真正解决老百姓"看病贵、看病难"是有很大困难的。

中医发展，教育先行。"阴阳五行"概念出现在中医教材中，本来"阴阳五行"是从体表穴位反应点检查中归纳得出的公式定理，用以指导诊断、用药等，可现行中医教材却把它说成一个空洞的、抽象的名词概念。《黄帝内经》《难经》就是当年国家组织编写的中医教材，具有国家级水平，内容安排比较切合中医教学，近现代各家学说，解释大多背离原文本意。

医学必定是要在疾病治疗和预防方面展现它的魅力。开展原创经典中医的修复工作，具有重大历史意义和现实意义。"原点"集中反应于"腧穴"反应点上的疾病信息集合部位，是中医的源头。长期的医疗实践认为，这些

"腧穴"原点，它们可能是人体生物电磁场具有高级物理性能的集合电位点，其最高调节控制中枢可能在大脑皮层高级神经中枢，它们是唯一存在于体表某一部位属于中医"藏象"系统可测量的物质形态结构。用当今"暗物质"和"量子"科学发现来说，这样的疾病反应点所发挥的治病作用，可能就是人体的一种"暗物质"在起作用。这样的猜想，或许能为现代医学与生命科学研究提供某些方向性的参考。

修复这种原创经典中医，需要政策和制度的保障。现在我们适逢实现民族文化伟大复兴中国梦的大好形势，在一个社会高度文明、充满公平正义的国家，面对中医药发展面临的各种困难，如何建议和建言，让主管部门、让国家领导人了解目前的中医发展情况，这是中医人的使命和担当。

太乙中医研究发现，中医起源是从研究人体"皮肤器官"和编程为"经络数码"的人体"气象"医学理论开始的。以疾病过程中的反应腧穴为"解剖"对象，以反应"腧穴"阴阳五行规律作为公式定理，作为中医理论的基础。

太乙中医经过三十多年的刻苦钻研，破译了《黄帝内经》中许多鲜为人知的医学密码。曾经记载在中医古籍里的"平脉查体"医学模式，还有许多关键性技术，都得以破解和修复，让"经典中医"这一被遗忘数千年的"平脉查体"医疗模式重新问世。

原创的经典中医"平脉查体"医疗模式和方法、治疗程序和操作方法，完全不同于现行中医。其中通过更大的信息平台、程序化的操作，可以"数学化、数字化"的运作形式，既简便又高效的诊断治疗理念，完全可以跟现行西医媲美。"内治外治""表里同治""中西检查互参"，能从根本上解决人类健康和疑难疾病根治问题。为建立具有中国特色的"新医学、新药学"，树立了标杆和样板。

中国医疗改革，要在技术层面、理论创新、源头创新上下功夫。在西医发展之外，需要重点扶持民族医药文化"经典中医"的繁荣发展，让"中、西"医学，让"传统与现代"医学，各自扬长避短，各自发展。

第九章 "经典中医"人才培养的制度建立

人民健康和国家整体医疗技术水平提高,是国家富强、民族复兴、人民幸福的重要保证。中国目前有许多项科学技术已经走在世界前头,独有医学还靠输入。药品医疗器械大量进口,技术难度大的手术都要去外国学习进修。遇到大病动辄把自己的孩子和亲人送到国外,而自己国家的中医摆在最后。

人体有不同于任何物体的特殊机能和构造,西医把人体当"物体"对待的简单幼稚的思维,已经被更多的事实证明医疗技术并不先进。中医是我们的民族文化,而且是我们整个中华民族文化形成的基石。振兴中医是我们的民族责任,在中华民族伟大复兴的大背景和庄严时刻,我们要做无愧于民族的事,无愧于时代的事,不能把老祖宗留下来的医学宝藏轻易抛弃掉。

高等中医人才培养,存在"教材、教学、科研"以及"法律制度"等方面很多问题。人常说,人才培养,要从娃娃抓起。我们现在从入学就受到的启蒙教育,就是西医,不懂人体还有"非解剖领域"的生命科学知识。古人所说的"内藏",指的是人体体表一个能够"藏真气"的地方,是隐形存在的物质结构。在科学技术日益进步和发达的将来,今天看不到的东西,明天一定就会看到。

传承经典中医和进行中医人才培养,要跟体育竞技、文艺表演一样,不同的人,个人禀赋身体素质,差异很大,技巧方面各个人的领会深浅不尽相同。高等人才培养和高等学历和职称认定,应该"与时俱进"。学科带头人培养，需要把大家都放到一个大环境中，去"优胜劣汰"，在竞争中产生，让优秀者脱颖而出。

在古籍中，我国很早就有对高层次的医学专业人才的评判标准。如《难经》讲过，从学历和工作能力上说，"知一为下工，知二为中工，知三为上工"。《黄帝内经》讲："上工十全九，中工十全七，下工十全五。"意思是，看病的功夫主要在对病情的判断上，只知道"问一问"病情，就去给患者开药，而不知道"摸脉"，就叫"知一"，是下等医生。知道"问病情"，又知道"摸脉"，叫"知二"，是中等医生。知道"问病情"，又知道"摸脉"，更知道联系穴位经络"查体"的医生，叫"知三"，是上等医生。

这样评价医生的目的，是为了让他们治病有比较好的效果。所以，"上工"是知道"问病情"，知道"摸脉"，又知道"查体"的医生，"治"十个患者中，有"九个"会被治好。"中工"，知道"问病情"，知道"摸脉"，"治"十个患者中，有"七个"会被治好。"下工"只知道"问病情"，"治"十个患者中，只有"五个"会被治好。

就以上这样一些标准中，还只是说，掌握的"问诊"，是根据"十二经脉"病候"是动病候"与"所生病候"，判断经络部位的"问诊"；掌握的"脉诊"，是根据"平脉辨经"方法的"脉诊"，不是"凭脉象就说是什么病"这种脉诊；掌握的"查体"，是"循扪切按"查找"腧穴"反应穴位的"查体"。想想看，现在我们掌握的中医技术跟古人比有多大差异？

《素问·疏五过论》讲过对"医疗过错"评判的一段话："善为脉者，必以比类、奇恒、从容知之。为工而不知道，此诊之不足贵。"意思是，大凡医疗技术精湛懂得脉诊原理的医生，就不会单凭摸一下"寸口"脉就给病人下诊断，而是要深入细致地去检查患者体表各部位的穴位反应。如果连这些中医最根本的知识都不知道，他们的学历职称就不足珍贵了。

《阴阳应象大论》对于此类情况也这样说："善诊者，察色按脉，先别阴阳，审清浊而知部分；视喘息，听音声，而知所苦；观权衡规矩，而知病所主；按尺寸，观浮沉滑涩，而知病所生。以治无过，以诊则不失矣。"意思是，一个水平高的好医生，治病前一定要联合"寸口"脉诊进行"经络穴位"查体，对病情做出明确诊断。此处所讲内容，都是如何进行"经络穴位"查体。比如，观察皮肤颜色，试探着按压，有无声响"膨隆起包"现象。摸摸皮肤"浮沉滑涩"情况，要左右比对，看是否有"寒热虚实"上的差异，这样才不会有诊断上的失误。现在的许多人，翻译这一段话，基本都没有把本意翻译出来。

在《素问·疏五过论》同样强调："治病之道，气内为宝。循求其理，过在表里。守数据治，无失俞理。诊病不审，是谓失常。揆度阴阳，奇恒五中。决以明堂，审于始终，可以横行。"意思是，中医治病之道，主要是通过穴位检查，来了解疾病的本质。"守数据治，无失俞理"，不能违背穴位反应规律去治病。"揆度阴阳，奇恒五中。决以明堂，审于始终，可以横行"，时刻牢记做全身反应经络穴位检查，把经络查体作为保证治病疗效的根本，如此才可以"横行"，走遍天下无敌手。

古代的"刺法"治病技术，无比深奥神奇，不少大病都可以采用刺法得到治愈，所谓"今夫五藏之有疾也，譬犹刺也，犹污也，犹结也，犹闭也。刺虽久，犹可拔也；污虽久，犹可雪也；结虽久，犹可解也；闭虽久，犹可决也。或言久疾之不可取者，非其说也。夫善用针者，取其疾也，犹拔刺也，犹雪污也，犹解结也，犹决闭也。疾虽久，犹可毕也。言不可治者，未得其术也"。

这段话透露出这样一个意思，也就是《黄帝内经》里经常说的一句话："知其要者，一言而终，不知其要，流散无穷。"

中药治病，"凡欲治病，先察其源，先候病机"，用药要"合人形以法四时五行而治"。用药一般原则："肝色青，宜食甘。心色赤，宜食酸。肺色白，宜食苦。脾色黄，宜食咸。肾色黑，宜食辛。"比如药物有上、中、下三品，药分五类，"辛甘苦酸咸"，要跟"五行"挂钩，分别贴上"药性代码"

的标签。古籍中许多中药用药原则我们已经很生疏了，比如"肝苦急，急食甘以缓之""心苦缓，急食酸以收之""脾苦湿，急食苦以燥之""肺苦气上逆，急食苦以泄之""肾苦燥，急食辛以润之"等。我们说中药治病是穴位治疗的替代品，用药最根本的一条，最终要让药物参与到"经络反应"过程中去，达到一个"开腠理，致津液，疏通经络之气"的目的。

关于"金石药"的应用，由于人们对它不了解，加上现行许多政策法规的限制，使得大多数"金石药"已不再使用。实践证实，"金石药"开发应用，正是发扬我们中华医药的精华所在。对于许多不治之症，以及疾病预防，它们有着极其神奇的治病效果。

说到这里，我们想到苏轼《楞伽经·跋》讲的一段话。苏轼借用某些人对于学习《难经》这些经典著作的态度，特别指出："医之有《难经》，句句皆理，字字皆法，后世达者，神而明之，如盘走珠，无不可者；若出新意，而弃旧学，以为无用，非愚无知则狂而已！"

又说这些人："譬如俚俗医师，不由经纶，直授药方，以之疗病，非不或中，至于遇病辄应，悬断死生，则与知经学古者，不可同日语矣！"所以，每一个身在国家民族复兴大业之中的人，都应明白这一点。

第十章　决战 21 世纪 "中医治癌"

　　全社会都认可的恶性肿瘤诊治方法，就是"手术、放化疗"，以及中医"以毒攻毒"的肿瘤治疗理念，谁想改变它都很困难。虽然一部分病例这样治疗有暂时缓解的功效和治疗作用，但追踪观察手术放化疗和以毒攻毒的治疗之后患者生存质量好的并不多见。之后也有不少人出现不堪忍受的痛苦，给家庭社会带来诸多困难，让人不堪回首。

　　决战 21 世纪 "中医治癌"，首先要把认识统一到中医 "整体医疗" 和"辨证论治"上。"太极"理论是古代医学工作者创造的人类历史上最灿烂的医学文化，是一种"立体"观察人体疾病变化，在穴位反应的基础上所设计的指导高端技术应用的思维方法，对于恶性肿瘤具有很重要的诊断和治疗方面的指导意义。

　　广义的"太极图"指整个宇宙大自然，狭义的"太极图"便指人体这个小宇宙，中国古代医生用这个来解释"天人相应"与"天人合一"的道理。图中有一个表示方位的"甲乙丙丁戊己庚辛壬癸"。图上为北方，联系属水的肾脏；下为南方，联系属火的心脏；左为东方，联系属木的肝脏；右为西方，联系属金的肺脏；中间为土，联系属土的脾脏。立体观察一个人，十二条经络环绕肢体一周，分十二个时辰，前有阳明，后有太阳，侧面为少阳。在推算时，夜半为子时，平旦为寅时（胆气初升，一元复始）。日中为午时，日落为酉时。如果恶性肿瘤患者的气血循行到某一时辰部位出现病痛加重，就可以确定出肿瘤出现"阴阳失调"的"藏象"部位。古代留传下来的"平脉"诊病的方法其原理跟这个有关，因此古人发明了通过"寸口"脉象来监测全身气血的变化的"脉诊"方法。

恶性肿瘤的诊断和鉴别诊断很重要。一般恶性肿瘤早期症状不明显，或者说症状不典型，发展到一定阶段后才表现出一系列的自觉症状和体征。局部的表现，首先是肿块，肿块是瘤细胞异常增生所形成的，用肉眼发现和深部触摸到肿物，比如甲状腺、淋巴结肿大。肿瘤引起的疼痛，开始多为隐痛或钝痛，夜间明显。以后逐渐加重，疼痛难忍，昼夜不停，且疼痛部位常伴明显触痛。良性肿瘤所形成的肿块生长较慢，表面光滑，界线清楚，活动度好。恶性肿瘤一般生长较快，表面不平，不易推动。得了肿瘤常见的有出血倾向，出血是肿瘤破裂或侵犯血管造成的，出血可表现为血痰、黏液血便或血性白带等，大量出血可表现为咯血、呕血或便血，且反复不止。溃疡是肿瘤组织坏死所形成的，呈火山口状或菜花样，不一定疼痛，有时并发感染而使表面有恶臭的血性分泌物。肿瘤比较常见的现象还有消瘦，消瘦症状加上全身性乏力。肿瘤病人常有发热，还有贫血。比较重的恶病质（恶液质）肿瘤患者，晚期常常会出现全身衰竭的各种表现。

特别需要说的是其各个系统造成的功能紊乱，比如颅内肿瘤会引起头痛、视力障碍、面瘫、偏瘫等神经系统症状。肝脏肿瘤除有肝肿大或肝区疼痛外，还可引起食欲不振、腹胀等胃肠功能失调症状。胰岛瘤、嗜铬细胞瘤、甲状旁腺瘤，可引起相应的内分泌异常

身体内某个部位的影像检查可帮助医生判断是否有肿瘤存在。X 线检查是医生最常用的检查方式，如胸片、X 线检查骨骼等。还有一些特殊的 X 线检查，如 CT 扫描、磁共振（MRI）等。

实验室检查，如血液和尿检等。体内有癌症，体内某些物质的水平会变得异常。通过实验室检测血液、脑脊液、大小便及痰等，可提示某些肿瘤的存在。

西医通过病理切片检查，才能最后确诊是否是癌症。如果确定癌症存在，多能分辨出是什么种类的癌症，并能判断该肿瘤细胞生长速度的快慢。

我们经常会讲到"肿瘤标志物"这个概念。肿瘤标志物是肿瘤发生和增殖过程中，肿瘤细胞本身产生或机体对肿瘤细胞反应而产生的反映肿瘤存在和生长的一类物质。恶性肿瘤又称癌症，从组织学上分为上皮性的癌、非上皮性的肉瘤及血液癌。恶性肿瘤特异性生长因子，是一种新型肿瘤标志物，是目前国内临床使用得较好的一种筛查癌症标志物的技术。为了使血管增生，肿瘤组织会分泌一种促进血管生长的物质，释放到外周血液中，这就是恶性肿瘤特异性生长因子。

癌症是一百多种相关疾病的统称。当体内细胞发生突变后，它会不断地分裂，不受身体控制，最后形成癌症。癌症发生转移，从原发的部位到其他器官形成新的肿瘤。当癌症发生转移时，癌细胞常先转移到附近淋巴结。当这些淋巴结出现转移时，癌细胞已经转移到了身体其他器官，如肺部、脑部。一处肿瘤治好了，又有另一处出现肿瘤，就称为二重癌。

导致细胞癌变的致病因子，有物理致癌因子、化学致癌因子、病毒致癌因子。人体细胞老化死亡后会有新生细胞取代它，是有限的，而癌细胞的增生则是无止境的。癌细胞还能释放出多种毒素，还可转移到全身各处生长繁殖，最后导致人体消瘦、无力、贫血、食欲不振、发热及脏器功能受损衰竭死亡。

跟恶性肿瘤相对的叫良性肿瘤。良性肿瘤容易清除干净，一般不转移、不复发，对器官、组织只有挤压和阻塞作用。恶性肿瘤会破坏组织、器官的结构和功能，引起坏死、出血、合并感染，患者最终由于器官功能衰竭而死亡。

癌变的组织类型分为鳞状上皮癌、腺癌、未分化癌，其各自性质不同，治疗方法也不同。所谓肉瘤，指的是上皮细胞以外的细胞发生的恶性肿瘤。血液内的白血病等也是肉瘤的一种，因此称为血液的恶性肿瘤。

决战 21 世纪 "中医治癌"，其核心概念是 "把握阴阳治癌"。人体本来 "阴阳" 致密，这个生物机器运行得天衣无缝。然而人的年龄、性格、病史、健康状况、家族史和生活习惯等，会改变体内这种 "阴阳平衡"。肿瘤不是外来入侵者，它的成分和正常组织一样。癌症会传染他人，传给体质、个性、病情基本相像的人群。

"腧穴" 隐藏人体 "命门" 原气。人体免疫功能的产生，即细胞免疫功能的产生，都是基于这一原理。古籍解释人体暴病就如同地震，大多数疾病都由能量释放造成。主动的定期释放有害的部分能量，会带来永久性健康。人体是宇宙间一个客体，脆弱的生命无时无刻不受到宇宙大磁场的干扰。地球外有一个大气层，人体外也有一个 "大气层"，就是人们常说的 "经络"。中药治病全然是为了配合以及替代穴位治疗，大多数药物治病依靠这样一个 "经络调节" 作用才能发挥药效，中药 "四气五味" 即是能量。

癌症并不像现在人们说的那样不可救药，扁鹊就是历史上最具实力的治癌专家。扁鹊医术的精华就是通过 "平脉查体"，寻找体表反应点体征，然后依据反应点体征处方开药，或者针刺或灸灼，调节失调的不同阴阳反应。"灸刺合药"，全面调理内脏功能。

在中医治癌方面，郭教授从自己亲身经历和实践经验出发，解释用 "毒药" 治癌 "以毒攻毒" 要分情况，掌握好扶正与祛邪的分量。

癌症病人身上的 "毒" 是正气化生，是 "郁出" 的毒。治疗中必须先 "四路开门，畅通六腑" "荆江分洪" "围魏救赵"，才能迅速控制病情，转危为安。一个非常柔弱的身躯，只有一线生机，哪禁得 "以毒攻毒"。中药能治癌，针刺、艾灸也能治癌。首先需要全面调理经络穴位，激活自身的免疫力和应激能力。"顾护精气神" 是第一要务，中药配成汤、丸、膏、散，综合调理。要正确应用 "温平" "清补" 治癌，要通利皮毛腠理、调理三焦气机。六腑畅通，五脏精气秘藏，一线生机可以保全。至于驱邪用剧毒，只不过是 "不得已而为之" 的权宜之计。熟练掌握 "灸灼" 治癌，反应腧穴多有个"坚紧涩"的特性，非得用"灸"这样的烧灼才能根除癌患。严重的反应经络体征，单纯口服药不行，简单地针刺一下也不行，只能通过像"火烧"一般的高强度刺激，诱发机体细胞防御功能。

"阴阳"概念产生于人体穴位反应，是一切疾病发生发展的病理基础。反应就是"应激、免疫"的意思，是疾病诊断治疗最本质的东西。用"阴阳"归纳是最科学的归纳方法，很早就成为一切疾病诊断治疗的总原则。

治癌不是简单的机器修理，不是简单的部件切割。用中医眼光看，癌症病灶如果经络检查缺乏固有的信息紊乱特征，缺乏固有的反应体征特征，就不要折腾，否则一经折腾，就在劫难逃。须注重穴位外治，注重内外治结合，开展真正意义上的中西医结合。

中医认识"癌变"的态度，主要因为是事先疾病信息积攒太多，身心再次遇到一个不可抗拒因素的冲击，像天空突然打雷闪电一样，突然来了一次大释放，癌变的机会就多了。中医经典不止一次强调，"五脏俱病""表里两伤"就难免于病。癌症患者会出现一些非常怪异的临床症状：明明是热，他说是寒；明明是实，他说是虚，某一部分甚至敏感得不敢碰。这种"各自为政"的改变和混乱，可能就是"基因突变"的重要机理。

癌变发生的信息传导失常和紊乱，中医称之"阴阳失调"。来自人体体外的或是体内的"异常放电"，会干扰正常的信息传导秩序。"经气"薄弱的内脏或组织，恰好遇到一个不利的节气，遇到地磁或者地磁之外邪气的干扰，撞击到哪个脏器或组织，就会在哪个脏器或组织出现癌变。"阴阳"在哪里？就在我们每个人体表的经络穴位上。

癌变的祸根是"气血逆乱"。所谓"逆乱"，主要表现在人体磁场"磁性"的改变。信息传导不按一定方向一定顺序传导，这种没有秩序的生物电传导，并不时发布错误指令，扰乱生命活动的许多正常程序。通过相关经络系统的调控，让紊乱的信息传导恢复正常，电传导恢复正常，让中枢系统统一指挥，这样就会使已经癌变的恶性肿瘤细胞逆转回来，由恶性转成良性。

治癌其实并不难，难的是认不清"虚实寒热"真假，我们遇到的许多束手无策和不可逆转的"死结"大多是人为造成的。只要是癌，都会出现不同程度的反应经络体征，都会有几个相同的反应经络体征，而且病状也有相同之处，比如都不同程度地有背痛、肝区痛、腋下痛，头皮发痒、大腿内侧疼痛等。一处发病，其他部位几乎都会波及。比如乳腺癌，开始发病时患者自己能意识到的是乳房出现了病变，然而病变的毒素已经散布到全身大小组织，所以单切除完全不够，必须着眼于调理经络。

恶性肿瘤发病，时常会有一些疾病"信号"出现。比如说，好端端的某一部位突然发麻，肢体某一部位突然无力像要跌倒，某一部位时常出现一阵针刺样的尖锐的疼痛，肠胃时常无故腹泻、便秘，一阵阵难以忍受的疼痛，突然消瘦严重，小便异常，咳嗽阵阵，面色无华，等等。最有参考价值的莫过于发生在某一经络穴位上反复出现的"敏感压痛，肿满肿胀，突发的走窜感、触电感、蚁行感、温热感，寒凉感、冰冷感"。睡眠不好，饮食异常，情绪异常，都是发自"信息系统"的疾病信号，说明之前都有许多迹象表明"信息系统"出现了故障。所以不要指望等待西医检查来发现，要多多采用中医检查，事先发现反应部位，马上调理，这就叫"治未病"。

经络系统具有多重功能。通过信息反应系统既能做出各种疾病的早期诊断，又可借助经络反应系统进行一系列的疾病治疗和信息调节。疾病信息是靠经络传递的，观察疾病轻重要靠经络测量决定。一旦有病变发生，体表会出现或多或少的反应穴位。对癌症的治疗，要从经络反应规律上下手，不要一见是癌就"以毒攻毒"。必须想方设法为病邪找出路，驯化它们，跟它们和平共处，让它们改邪归正。人体五脏功能紊乱，导致严重的气血失常，如果医生不去平乱，反而"以毒攻毒"，错杀无辜，再度损伤已经奄奄一息的一线生机，后果是极其严重的。平息体内这种混乱，好比大禹治水，不能堵，只能疏导，让紊乱的系统尽快恢复正常。然后通过经络系统的干预，激活和调整全身整个细胞免疫、体液免疫系统，就能平定癌症造成的"逆乱"。

癌症发病还有一个"自相残杀"的情况出现。人体突发癌症，包括大多数严重疾病感染，或许是由机体内部自残造成的。癌症大多是"真热假寒，真实假虚"。中医对"积聚"之类癌症形成，有一种像"传球"一样的情形，传到谁停下来，谁就该受罚。癌肿的形成，哪儿信息传不下去，就可能被相邻的脏器相残。比如说从肺开始向下传，下一位传到肝，肝再向下传，下一位传到脾。可是脾得到特殊保护，不肯接受，所以受害的就是肝这个脏器。治疗癌肿，从治则上说，要分清谁是受害者，切不可乱打一通。

通过仪器查到的"病灶"，多数不是发生癌变的根源。病邪在体内，本质的东西有时隐藏得很深，呈献给我们的只是一个表象假象。比如说胃有肿瘤，肝、肺、肠道、脑髓、骨骼、皮肤、淋巴结等脏器的信息系统都已被癌肿病邪紧紧包围着。处理得当，矛盾很快化解；处理不当，它们都会乘机作乱。

以乳腺增生、乳腺癌为例，乳腺增生形成的结节，手术切除了局部增生腺体和扩张的乳腺管，但体内的内分泌失调却并未得到纠正。乳腺增生结节与乳腺癌很难区分，有一定的恶变率，当乳腺增生结节到有癌变倾向时，才建议患者到专科医生处接受手术治疗，为时已晚。

从乳房肿块情况来说，肿块形状有片块状、结节状、条索状、颗粒状等。肿块边界不明显，质地中等或稍硬。乳腺癌表现为乳腺内出现质地坚硬的肿块，会在短期内增大，或伴腋下或锁骨上淋巴结肿大。针对乳腺增生结节这一乳腺上皮和纤维组织增生，采用中医查体医疗方法比较稳妥。现在的中医大部分给患者只是吃药，多不配合穴位反应点治疗。这样一来，日久失治者，少数可发生癌变。

乳腺增生结节这个疾病分气滞、痰凝、血瘀、冲任失调、气滞兼血瘀、气虚兼痰凝、肾虚兼痰凝许多证型，不同证型的乳腺增生结节应当用不同的药物治疗。更因为"气滞、痰凝、血瘀"这些证型，必然要在体表出现一定的反应经络体征，有的还相当严重。

目前大部分中医看病不讲究辨证，跟着透视、化验单开药。治疗虽然都是中药，也不脉诊，更不注重中医"查体"，寻找反应穴位，差错一定不少。古代流传下来的中药，讲究归经用药，现在演变成各人按各人的想法，随心所欲开方。方子大、剂量大，毒药多。中药对症就是良药，不对症就是毒药。穴位外治这一自身携带的调控系统，没有被利用起来。

太乙中医"把握阴阳"治癌，治疗乳腺增生的诀窍就是"查体医疗、内外治结合、配合中药调理"。许多人慕名找太乙中医来看她的乳腺增生，才找到了真正的专家。"把握阴阳"治癌，说到底，离不开古人发明的经络，各种癌症都会反应到经络。要把握住每一个人体表反应特征，掌握好一个治疗时机，施治中不要老是纠结解剖概念里那些学问。

古人说"治病必求于本"，又"先病为本，后病为标"。"把握阴阳治癌"，在癌细胞基因突变中，腧穴反应成为其主要病理改变。癌变之后异常生长的肿瘤是在经络病变之后，经络发病在先，肿瘤出现在后，所以要平定"逆乱"，先要找到反应经络穴位这个根本。经络"藏象"学说既古老又现代，超前的思维，是战胜癌魔最有力的武器。癌症并不可怕，用穴位调节配合药物治疗非常有效，要从病变发生的高度去处置"癌变"引起的气血大逆乱。

一份国际刊物上曾登载了这样一条消息：身上携带有癌症基因的小白鼠比正常的小白鼠生命要延长数十倍。"腧穴"是癌变过程中神经体液调节的基本反应"靶部位"，是人体生物电磁场联络全身各部应激反应的基本电位点，是治癌的重要标志物，是用药的目标方向。相信经过穴位"阴阳调节"，每一个人都能在阳光路上走得更远。

食道癌患者曹某某，男，47 岁，陕西商州某中学教师，食管肿块长度9cm，在某院放化疗无效反而加重，体形日渐消瘦，经朋友介绍，1998 年到陕西太乙肿瘤专科门诊治疗。"腧穴"微型手术后压贴"太乙阴阳丹"，加中药内服，40天控制了病情，进食如常，3个月后体力恢复正常。经全面体检，15年后随访，一切正常。黑龙江患者刘某某，患原发性肝癌，腹胀严重，治疗3个月未见好转，住某大医院急诊科，呕恶腹痛不能进食。情急之下，转诊来找郭教授，经"平脉查体"，详细诊断后，反应腧穴施以微型手术并压贴"太乙阴阳丹"，不到一个小时，呕痛消失，一夜安卧。次日开始进服中药，药下即觉全身气往下行，腹中矢气转动，第二天即能进食。后配合中药内服调理月余，一切恢复正常出院。

癌症病人，通过穴位检查可以绘制出一幅指导癌症用药和穴位治疗的路线图。太乙中医数十年间刻苦钻研经络理论，找到"逆转癌症基因"核心技术，设计了一个"灭癌行动"路线图。不同脏腑的病变，在肢体某一部位，有许多相似的纵向的、环形反应的、有规律性的反应特征和部位。不同阶段的反应穴位，有不同的属性。纵向的从头到脚可以连接成一条线，环形的也可以区别方位不同分析出其反应的不同属性。这就跟地球上的经纬线一样，经络经纬线的设置跟地球经纬线的设置意义完全相同。其经纬线所提示的，就是归纳疾病反应部位，确定"归经用药"的"路线图"。

灭癌行动"路线图"，其应用价值很广泛，包括用药、穴位外治，还包括疾病预测。因为有许多穴位反应有纵行的轨迹可循，灭癌行动"路线图"就是要按照各人穴位反应轨迹来确定。一经绘制，就成为该患者"病案"的一部分，患者转诊到所有科室，有了这张图，医生就可以随时根据"路线图"进行施治和指导用药。古籍记载的"奇经八脉"走向，就是一个疾病反应"路线图"，这样的反应在癌症中表现得更加突出。"奇经八脉"是诊断和治疗癌症的重要部位依托，发生癌变，因为生命遇到极限，不循正经来走，所以才有"奇经"之称。

决战21世纪中医治癌，其核心指导思想就是应用"灭癌路线图"，建立起一个中药配合"刺法灸法"，以"金石药"开发应用为主的基本思路。癌症患者有千差万别的不同类型和病情变化，不可能单靠手术解决，而且普通药物治疗也只是辅助。其中最值得关注和值得深入研究的是"金石药"的应用，这些曾在古代被大加推崇和盛行的"炼丹术"，至今仍被误解的成分很多。深入考究发现，其中有一部分资料显示，"炼丹"和配制"丹药"的处方，正是防治恶性肿瘤的绝密技术。

第十一章 "高位降糖法"治疗糖尿病

大量临床观察表明，糖尿病患者身上各个末梢微循环部位，膜结构部位，常常会产生和表现为"阴阳失调"的一系列"反应穴位"。体表这样一些出现在各个微血管部位和末梢部位的不同程度的微循环障碍，最终都会导致糖尿病并发症的发生。"高位降糖"法，就是从病变的源头上开始"降糖"，从去除病因，从重新"格式化"调控程序上去进行调理和"降糖"。"高位降糖法"从更高层面上去反向思维，将降糖与控制糖尿病并发症的关系倒转过来，直接切入病源，不降糖而糖自降，最终达到彻底治疗糖尿病和预防糖尿病并发症的发生。

糖尿病是一种由多个遗传因素及环境因素相互作用且共同参与发病的多因子疾病，是一种以糖、脂肪和蛋白质代谢紊乱为特征的内分泌代谢性疾病，主要是血糖高，有尿糖，平时困乏无力，容易疲劳，或者有口干、口渴、小便增多等，如体力消耗，摄食过多，过度紧张等都会导致糖尿病的发生与发展。

糖尿病患者多数开始时并没有什么大的痛苦，而一旦被发现，控制不好，很快就会形成各种并发症，比如，心脑血管疾病：冠心病、心绞痛、中风、脑梗死、脑出血；周围神经病变：手指发麻、手足发麻、膝以下发凉、脚发凉、脚趾发麻、脚跟痛、颈椎病、肩周炎、背痛、腰痛。再继续发展下去，引起皮肤发痒、皮肤溃疡、皮肤坏疽，甚至糖尿病足，因皮肤、肌肉、肌腱损害，形成脱骨疽，直到截肢、致残。还有视网膜病变，视物模糊，视力下降、早期青光眼、白内障、眼底出血等，严重的发展到失明；肾微血管病变引起肾功能低下，到出现尿蛋白、酮体，出现糖尿病肾病、糖尿病酮症酸中毒、糖尿病高渗性昏迷、尿毒症，甚至危及生命。

但就糖尿病治疗而言，我们说，中医历经数千年而经久不衰，自有深厚原理和惊人疗效，只是因为我们没有把它形成的根源、来龙去脉搞明白而已，观今医界能跟西医技术媲美者唯扁鹊医道"平脉查体医疗"而已。太乙中医不畏艰险，力挽狂澜，独辟蹊径，从自己做起，穿越时空，跟两千多年前的古人治病技术接轨，将自己置身于当年的医疗环境中去揣摩当时医生的处境和心思，陆续完成了对《扁鹊医道》教材的编写。

古代的全科脉诊方法，从一个个反应穴位属性不同的观察，找到了可以集中观察全身穴位变化的"寸口脉"部位。一个个穴位反应被认为是一个含有磁场电位变化的"极端"，集中在"脉口"就称之"太极"。在这些穴位电位变化的复杂变化中，又有定位与定性的分析，也就是时空与方位的分析，这就是"阴阳八卦"的概念。

古代的经络，不叫经络叫"经脉"，就是把所有的经常会出现反应穴位的部位串起来、连接起来。一个个反应穴位都会被看作是一个"脉动"部位，所以都称"脉"，连接起来，就叫"经脉"。

当有了这么一个"脉""经脉"与"寸口脉"的医学观察结果以后，一个新的设想便出来了，就是医学设计一个全系统的疾病观察框架。就好像地球上有经纬线一样，在体表也是按照皮肤纹理确定阴阳关系划定的几条线条。就像国与国的地界一样，以每一"经脉"线为中心，向两边继续延伸的一个宽度就属于某一经脉的管辖范围。治病前要做一个诊断过程，在一个经脉管辖区域之内所出现的反应，就属那一经的"所生病"。

"太乙"就是东方医学的意思，被称为"太乙真人"的扁鹊就是轩辕黄帝时期经典中医的创始人。"太乙"特诊医疗采用"点穴"、"太乙阴阳丹"丹贴、内服中药等"三位一体"疗法，疏通经络，治疗各种急慢性糖尿病，特别是久病已经有了较严重的并发症的患者。对这样一些中西医都觉得无能为力的重症患者，反而疗效特别明显。

采用经典中医方法与现代医学高科技手段结合的方法，采用脉象诊断与穴位诊断联合诊断方法，采用经典中医查体，经络体征诊断方法，"平脉辨经，循脉入证，分经用药"，才能从根本上治疗糖尿病，才能有效防治糖尿病并发症的发生。

现代医学有诊断学基础，中医理论也有诊断学基础。糖尿病等各科疾病在体表所反映出来的"阴阳腧穴"反应，就是中医的基础。被记载在中医古籍里的中医查体医疗，是古人发明的按照生命自身设置的调控程序自我调节的一种自然疗法，已经经过数千年大范围实验观察，治病效果非常快捷有效。具体方法是在寸口脉诊之后，以脉象为导向，有目的地去遍诊全身所有的经络穴位部位，任何患者都可以从 365 个经穴中检出一些对该患者具有特别良好治疗效果的反应穴位，然后依据反应穴位，辨证施治，分经用药等。

曾经多次举办的糖尿病"灸刺合药"全科医学培训，对糖尿病的治疗实现了全面的程序化、客观化诊断治疗，在临床不断见证着神奇疗效。的的确确并非一般的所谓的"独门绝技"或"一技之长"，而是一个完整的全科的医学模式，"郭朝印中医培训"也着实着眼于能培养出大师级中医优秀人才。

流传数千年的中医"脉诊技术、针刺技术、中药治病技术"都很深奥，从祖辈历代医家所传世的书上，很少有能将治病原理说清楚的。汗牛充栋的中医书里我们只能看到浩瀚的以经解经的文字堆，只能照搬书里边的条文去死背硬记。中西医在一起工作，中医被排斥、被边缘化，医生、病人中更多的人会去说中医治病慢，不科学，很少有人下大功夫去说服对方，改变这种局面。北京太乙中医诊所做到了这一点，寻找中医的源头，探索中医治病的原理，改变了人们对中医的看法，走出了一条中医复兴之路。

北京太乙中医诊所在治疗糖尿病方面，在国内独家开展糖尿病中医查体、全经络平脉查体医疗，经络体征诊断，中医、西医"两套"诊断和疗效评价标准，做到了从源头创新，理论创新的要求。特别重视整体调理，全面康复，抛弃了以前只考虑饮食控制，只顾降糖的简单做法。

创始于商周时期的"平脉查体"医疗技术，经过太乙中医潜心研究三十多年，采用"灸刺合药"三位一体疗法，确系将严重危害人类健康的糖尿病顽疾攻克。这是弘扬中华民族医药灿烂文化，展示国威、光宗耀祖的大事，这是中国发明、中国制造、中国品牌之代表。

近年来重症糖尿病患者不断增多，一些患者用了降糖药，甚至打了胰岛素，自以为就不会出现并发症，其实不然，得了糖尿病三年五年到十几年之后多会形成并发症。现行医疗方法只会从糖、脂肪、蛋白质代谢、肝肾功能和血尿粪便、内分泌系统等检测结果上去考虑怎样治疗，死理认定这些就是糖尿病发生发展的根本原因。认为糖尿病是终身病，必须终身服药，只能靠打胰岛素维持。对尿毒症之类只有透析，直到换肾，眼底病变、白内障只有手术换晶体等。几乎所有从事糖尿病研究和临床工作的人，很少考虑从学习古典方法中去探讨重症糖尿病的治疗和并发症的预防等。

回顾太乙中医三十多年来从事糖尿病医学攻关的实践，他的研究，从挖掘古籍入手，在总结前人经验教训的基础上，既重视血糖、尿糖检测以了解病情，更重视从一些经典资料中寻找疗效更好的诊断治疗技术，特别是发现了有关糖尿病并发症防治的重要反应穴位"原点"之后，走出了新路子，采用"经络疏通法""高位降糖"，快速治疗糖尿病。主要是将降糖与控制糖尿病并发症的关系倒转过来，反向思维，直接切入病源，通过"三位一体"、内外治结合的方法，开创了单靠中医药方法，战胜"糖尿病肾病、尿毒症，糖尿病末梢神经炎，糖尿病视网膜病变、白内障，眼底出血，糖尿病趾端坏疽"等重症糖尿病，以及全面攻克糖尿病走出了新路子。

"高位降糖法"这一诊治糖尿病的新思路，从源头上治，从病根上治，缩短了病程，提高了疗效。可以在短时间内，很快消除患者各种病痛，清除病因，使一大批重症糖尿病患者绝处逢生，走上了健康之路。

第十二章 "平脉查体" 医学模式

"平脉查体"是中医治病诀窍，历代医家不传之秘。追溯历史，中国藏象医学"平脉查体"医学模式，到《黄帝内经》成书时期基本得到完善。古语说的看病，严格地说，就是看发生在皮肤层面的疾病反应，所以造字时就用了一个象形的"病字头"。厂字上加的一点，表示是人头，头下边一横，表示是肩，左边向下一撇，表示是背，背上有两点，表示一个人背上长出两个"包"。这两个"包"就表示说人有了病，就会在背上出现几个穴位。医生看"病"，就是看这样的"穴位"。

"寸口"脉象与反应穴位诊断自古是连在一起的，合起来叫中医查体。记载在古籍里的中医，强调一个叫作"平脉查体"医疗的医学模式，跟当今中医差异很大。寸口脉能集中观察全身的病变情况，《难经·二十三难》有一段文字："皆因其原，如环无端，转相灌溉，朝于寸口、人迎，以处百病，而决死生。"重申寸口脉能集中观察全身的病变情况。脉象与腧穴联合诊察，十二经脉朝于寸口、人迎，以处百病而决死生。通过脉象来监测穴位反应点变化，是源自古人的发明创造。在大多数危重疾病中，密切注视脉象和穴位变化，"色之与脉当参相应"，强调五脏各自的"声、色、臭、味"当与寸口、尺内皮肤相参合诊断的诊疗程序，适时地有效调节才不会出现事故。

中医平脉查体医疗是世界医学史上无与伦比的疾病诊断方法。《难经》强调脉象与腧穴联合诊察，提倡四诊合参的脉诊方法，所谓"知一为下工，知二为中工，知三为上工。上工治病十全九，中工治病十全七，下工治病十全六"。

根据《难经》记载，我们设计了"脉图"以及"脉图诊断"的新方法。整个诊疗过程，完全形成了一个以"平脉查体"为基本医疗程序的新医学模式。如此程序化操作，每一个患者都会有一个反映病情的"反应穴位"分布图出现。无论开药还是针刺、艾灸，甚至刮痧、拔罐，统统离不开这一"穴位反应"分布图的指导。古语所说的"用药如用兵"的理念，在这里得到充分的验证和实施。

具体操作时，比如患者需要用药，从"寸口"脉诊，再到系统的经络查体，通过一个个穴位检查，务必找到与病情相关的疾病反应点。通过这样一些疾病反应点及其体征的认定，才能从八纲"寒热虚实"辨证中开出理想药方。同样，针刺、艾灸等外治方法，也需要这一方法为之提供一个精准调理的治疗部位。

"声合五音，色合五行，脉合阴阳"，中国医学"脉象学"基础，就是通过树立"五脏脉论"的观点，一改以前脉象主病的通俗做法。振兴中医药，应该完全遵循《难经》脉法"平脉辨经"查体医疗的基本原则。

"脉象"就是穴位反应综合能力的表现。"寸口"脉诊是中医诊断学的重要内容，是《灵兰秘典》珍藏的有深层科学内涵的医学宝藏，是"人体气象"这一人体科学研究的重要课题，《素问·平人气象论》是阐述这一方面的一篇专著。

脉诊有广义的脉诊和狭义的脉诊之分。寸口脉诊属于狭义的脉诊，用法上好比是对人体大概的了解。穴位诊断是广义的脉诊，用法上好比是对人体更详细的了解，它们共同来完成疾病诊断任务。它们既有统一性，又有各自的特殊性。所以培养"全科"脉诊思想，是学习脉象学知识的重点。

学习脉诊技术，要把所有的穴位诊断都看作脉诊的重要组成部分。正如《黄帝内经》所说："按脉动静，循尺滑涩寒温之意，视其大小，合之病能，逆从以得，诊可十全。"意思是说，我们平时既要认识到寸口脉诊的重要，更不能忽视整体的反应穴位检查的重要。从而通过对于反应穴位分布情况的了解，来整体地揭示疾病规律和对疾病进行定位定性诊断。

论曰：见其色，知其病，名曰明；按其脉，知其病，名曰神；问其病，知其处，名曰工。古语谓，愿闻"见而知之，按而得之，问而极之"，可见古人对"四诊参合"的重视。

论曰：夫色脉与尺之相应也，如桴鼓影响之相应也，不得相失也，此亦本末根叶之出候也，色脉形肉不得相失也。故知一则为工，知二则为神，知三则神且明矣。

又：善调尺者，不待于寸，善调脉者，不待于色。能参合而行之者，可以为上工，上工十全九；行二者，为中工，中工十全七；行一者，为下工，下工十全六。

"平脉辨经"的概念就是将左右手的脉做一平衡比较，针对平脉所获得的特征性脉象，然后按一定原则再判断出"脉动"的经络部位，这一方法叫"平脉辨经"。就现行的做法来说，脉诊已经产生了"原创脉法"和"时行脉法"两种概念。"原创脉法"是一个全科的脉学概念，我们暂且叫它"全科脉诊检查"。

"中医查体"是根据古典医著记载的"原创脉法"平脉辨经方法，加以"修复"和实际操作测试，重新总结出来的。

古代脉诊查体方法，运用中医经络理论（即藏象医学理论），从人体体表一些"气象"变化中分析病情，确定证候，最后确定治则治法等。这种人体"气象"，也就是一些体表可以观察到的经络外象。在这里所提到的所谓"人体气象"，就是从"脉象"到"穴位反应体征"等一系列外在疾病阴阳反应的总称。

"平人气象"是说明人体气象变化有一些常数和一个标准。古人曾简要地归纳说："平人者，六经之脉不结动也，本末之寒温相守司也，上下相应俱往来也。"这是着眼于人体气象研究的一种具有接近西医"客观化"诊断特色的诊断方法。

脉诊过程中的"五行公式化"病位推断。《难经》解释脉诊原理时说："见肝之病，知肝传脾，当先实脾，勿令得受肝之邪。"其意思讲得很隐晦，大部分医生不十分明白其中含义，其实这一段话，是一个很重要的推算原则。

如果脉诊是弦脉，它的反应部位一定是在脾经。若是轻一点的病情，就可能反应在胃经，重的会反应到脾经，这包含一个病位浅深层次问题。

脉象跟穴位反应多有一定距离，反应部位以相克的关系进行推算。以此类推，脾的脉象出现，应该反应在肾经；肾的脉象出现，应该反应在心经；心的脉象出现，应该反应在肺经；肺的脉象出现，应该反应在肝经。

关于脉诊的相关"藏象"知识："藏象"者，脏腑之外象也；"经脉"者，人体体表之疾病反应系统也。天人相合者，天体与人体相仿佛、相比类也。"寸口脉"者，脉之大要会也，能够集中观测全身的反应腧穴变化。"腧穴"阴阳者，天地之道也，变化之父母，生杀之本始，神明之府也。所以为医者，当熟悉掌握脉穴诊察技巧。

中西医结合者，体表反应点是中西医结合的基本点。腧穴者，是反应的穴位。经络者，是划分反应部位之界面。腧穴者，是具有炎症性病理改变的反应点，亦即电位点。

善诊者，指医术精湛的医生。察色按脉者，即全身经络穴位的检查。先别阴阳者，即做出阴阳判断。"阴阳应象"者，即"反应腧穴"与"天象"的相应。"应象"者，即人体与天体之间的气象相应。"平人气象"者，即常人的"脉象"气象规律。天地阴阳者，即阴阳之根本。人体阴阳者，即阴阳之标本。

关于人体与天体"阴阳"关系的划分：平旦至日中，天之阳，即阳中之阳；日中至黄昏，天之阳，即阳中之阴。后夜至鸡鸣，天之阴，即阴中之阴；鸡鸣至平旦，天之阴，即阴中之阳。

人体之阴阳者，头为阳，足为阴，背为阳，腹为阴，右为阳，左为阴。脏腑之阴阳者，心为阳中之太阳，肺为阳中之太阴，肝为阳中少阳，肾为阴中之少阴，脾为阴中之至阴。经络之阴阳者，六经之阳，即太阳、少阳、阳明；六经之阴，即太阴、少阴、厥阴。

脉口之阴阳，即左寸手太阳、手少阴经；即左尺足太阳、足少阴经；即右寸手太阴、手阳明经；即右关足太阴、足阳明经；即左关足厥阴、足少阳经；即右尺手厥阴、手少阳经。胆为"中正之官"者，以"太极"观察，是从乾位转到坤位之正中间，"营卫气血循环"之测点。

脉诊最佳时间：诊法常以平旦，阴气未动，阳气未散，饮食未进，经脉未盛，络脉调匀，气血未乱，就可以诊有过之脉。

脉诊方法：切脉动静而视精明，察五色（观察全身各部病变情况，看看哪儿有气血色泽异常变化，以发现相关反应穴位体征）。观五脏有余不足，六腑强弱（在五输穴以及在背部五脏六腑俞募穴上，观察反应穴位的虚实变化），形之盛衰（穴位反应体征的盛实与虚陷）。以此参伍，决死生之分（相互参合对比对照，更准确地做出相应诊断）。

"脉合阴阳"的原理：微妙在脉，不可不察（脉为气血先见，最早发现病情变化的是脉象的变化）。察之有纪，从阴阳始。始之有经，从五行生（阴阳的判断是脉诊的主要方向，真正体现脉诊价值和意义的是五行推断公式），生之有度，四时为宜（脉象随四时气候变化，病情也随四时气候变化）。声合五音，色合五行，脉合阴阳。因为声音与颜色和脉象都有一致的规律，因此成为诊病准则。

脉象形成原理：持脉有道，虚静为保。春日浮，如鱼之游在波；夏日在肤，泛泛乎万物有余；秋日下肤，蛰虫将去；冬日在骨，蛰虫周密，君子居室。知内者，按而纪之；知外者，终而始之，此六者持脉之大法。

五脏脉象：脉来浮大者，此为肺脉；脉来沉滑、坚如石者，此为肾脉。脉来如弓弦者，此为肝脉；脉来疾去迟，此为心脉。

有关"脉象学"形成的历史：中医文化历史形成，已经超过五千年。现在所能看到的医学典籍《黄帝内经》，托名黄帝所著，其中绝大部分内容却是转载前人的著述。

从现在保留的一些书目看，上古时期的《扁鹊内经》《扁鹊外经》等脉法，传说《黄帝内经》即以《素女脉诀》《太乙神明论》等为蓝本写成，内容基本上还是《黄帝内经》中记载的那些内容。

《素女脉诀》的素女，从字面上说，主要是指平常人、身材中等的人，跟《素问》"平人气象论"所说的"平人"意思相同，即正常人。

《揆度》《奇恒》《示从容》等，都是上古时期脉诊的重要文献。

"揆度"揣测之意，推测、揣度穴位上的各种变化，也正是中医查体的基本含义。现在人们将"查体"叫"体检"，所查到的内容，却是身体内部的构造方面的一些变化，这与中医完全不同。

"奇恒"是临床如何对"穴位反应"与"不反应"进行判断的一种术语。"恒"指本身的、永久的、正常的，"奇"指特殊的、非常的、不正常的。通过对正常的与不正常的判断，来了解体内的病变情况，就叫"奇恒"。

"示从容"同样是一种解释中医查体的术语，对所检查部位，经过一种实验，显示了还是没有显示，没有显示叫"从容"，显示了叫"不从容"。

脉象的基本概念：正常的脉叫"平脉"，异常的脉叫"变脉"，也就是"脉变"的意思，如"肺脉之来也，如循榆荚；心脉之来也，如操带钩；肝脉之来也，如循长竿末梢；脾脉之来也，阿阿如缓；肾脉之来也，微细弦长"，皆属"脉变"的范畴。再如"察九候，独小者病，独大者病，独疾者病，独迟者病，独热者病，独寒者病，独陷下者病"，也属于"变脉"。

古代的脉诊实验方法："人迎、气口"对应法。古法所谓从"人迎"到"气口"引绳，做动力测试。人迎大三倍于寸口，病在足太阳，三盛而躁病在手太阳；人迎大二倍于寸口，病在足阳明，二盛而躁病在手阳明；人迎大一倍于寸口，病在足少阳，一盛而躁病在手少阳。寸口大三倍于人迎，病在足太阴，三盛而躁，病在手太阴；寸口大二倍于人迎，病在足厥阴，二盛而躁，病在手厥阴；寸口大一倍于人迎，病在足少阴，一盛而躁，病在手少阴。

现代脉诊实验法：可以选用体表两个相对应的部位，作为测量点进行测试。这种简易方法，须先选定出体表最显著的"脉动"部位，体表左右两侧各一个对应点部位，作为标志。再按照测量参数，折合成左右倍数大小，以上述相应方式，确定病变的经络部位。

五脏"脉动"部位："平脉辨经"时，按"尺寸阴阳"的应象比例，来辨别所属经络。

论言"肝心出左，脾肺出右，肾与命门，俱出尺部。关前一分，人命之主，左为人迎，右为气口。神门决断，两在关后"。

这是以"寸关尺"三部，按照部位先后，判断"五脏六腑"脉动部位的方法。按"脉口"部位，"五行相生"顺序排列，六部脉的定位是：左尺—水→左关—木→左寸—火（君火）→右尺—火（相火）→右关—土→右寸—金→左尺水。

编成口诀是：左心小肠肝胆肾，右肺大肠脾胃命。具体地说，左手和右手"脉动"部位的判断，即：左尺水生左关木，左关木生左寸火（君火），左寸火生右尺火（相火），右尺火生右关土，右关土生右寸金。再接下来：右寸金生左尺水。

大凡在某相关部位，出现独特的"脉动"时，即可判断为某经"脉动"。

论言：心部在左手关前寸口，即手少阴经也。与手太阳为表里，以小肠合为府。肝部在左手关上，是在足厥阴经。与足少阳为表里，以胆合为府。肾部在左手关后尺中，是在足少阴经。与足太阳为表里，以膀胱合为府。肺部在右手关前寸口，是在手太阴经。与手阳明为表里，以大肠合为府。脾部在右手关上，是在足太阴经。与足阳明为表里，以胃合为府。

按照浅深层次"平脉辨经"的方法：论言，如三菽之重得之，为肺（皮毛），六菽为心（脉），九菽为脾（肉），十二菽为肝（筋），按至骨为肾。

这是按"诊脉"时脉象"应指"的力量和浮现程度，判断"脉动"部位的方法，叫浅深层次法。

该方法将所诊部位，从一个整体划分为五个层次，轻按（最浅层）为肺部，稍重按（浅层）为心部，重按（稍深层）为脾部，再重按（再深层）为肝部，最重按（最深层）为肾部。

古人把它们按"数学"概念进行平衡判断："脾数五、心数七、肝数八、肾数六、肺数九"。是说"寸口脉象"就是一"太极"，取"河图"之数，来进行数字化标记。如在一个"脉图"的"九宫"方位中，中间属脾，脾数五，"寸、关、尺"三部，三五合为十五；稍轻按为心，心数七，再重按为肝，肝数八，八七合为十五；再深按为肾，肾数六，最浅层为肺，肺数九，九六合为十五，这就是"五藏"数字的来源出处。

如在"肺的"层面诊得"脉动"，必然在其"肺穴"层面上出现反应；如诊得肝的层面的脉动，必然在肝穴的层面上出现反应，等等。

按持脉轻重判断脉动部位的方法，是说在任意一个"脉动"部位，如果还需要进一步检查了解病变的相关情况，就可以继续按手指按压的轻重去进行判断。将浮到沉划分为五个层面：假设用的是三颗黑豆重量那样的力，就判断脉动在肺；假设用的是六颗黑豆重量那样的力，就判断脉动在心；假设用的是九颗黑豆重量那样的力，就判断脉动在脾；假设用的是十二颗黑豆重量那样的力，就判断脉动在肝；假设直至按压到骨的深度，轻轻松一下手指，所要感觉到的脉动就提示脉动部位在肾。

论言：心脉急甚者，肝邪干心也；心脉微急者，胆邪干小肠也；心脉大甚者，心邪自干心也；心脉微大者，小肠邪自干小肠也；心脉缓甚者，脾邪干心也；心脉微缓者，胃邪干小肠也；心脉涩甚者，肺邪干心也；心脉微涩者，大肠邪干小肠也；心脉沉甚者，肾邪干心也；心脉微沉者，膀胱邪干小肠也。

这一"平脉辨经"方法，是按照"急、大、缓、涩、沉"五种"病邪呈象"的脉象"微"和"甚"，来辨别经脉部位的一种方法。

"五种病邪"的指下表现，在"位、数、形、势"上有不同特征。"急"是肝的功能受到影响的脉象，"大"是心的功能受到影响的脉象，"缓"是脾的功能受到影响的脉象，"涩"是肺的功能受到影响的脉象，"沉"是肾的功能受到影响的脉象。

依据："肝脉急，心脉大，脾脉缓，肺脉涩，肾脉沉"，如果在心部上或其层面上，出现急脉者，这是肝气内盛，干扰心经的表现。心虚肝实，出现心的"是动病"，肝的"所生病"。可能在肝的经脉所过，可以查找到相关的反应点体征。

如果在这一部位诊察到"脉动"势头微急，那是小肠虚、胆实，会出现小肠经"是动病"，胆经"所生病"。可能在胆的经脉所过，查找到相应的反应点体征。其他以此类推。

举例来说，某患者主诉"头胀"，右关脉微急，在脾的脉位及其层面上出现脉动点，据此理论判断为"胃虚、胆实"。检查中发现胃经土穴左侧足三里穴虚、胆经完骨穴等实。经过实验，针刺左完骨穴、左外关穴，补左足三里穴、留针，患者诸症消失获安。

关于"平脉查体"诊法要领的介绍：在《素问·阴阳应象大论》等篇，用了很大篇幅，曾这样论述"平脉查体"："善诊者，察色按脉，先别阴阳。审清浊而知部分，视喘息听声音而知所苦，观权衡规矩而知病所主，按尺寸观浮沉滑涩而知病所生。"

"凡治病，必察其形气色泽，脉之盛衰""必察四维""察色见上下左右，各在其要""审扪循三部九候之盛虚而调之，察其左右上下相失及相减者而调之""阴阳反他，旨在权衡相夺。奇恒事也，揆度事也""五色脉变，揆度奇恒，道在于一""必指而导之，乃以为真""必审问其所始病，与今之所方病。而后各切循其脉，视其经络浮沉，以上下逆从循之"。总之，脉诊最后反过来还得再用穴位变化来验证，一切穴位变化通过"寸口"脉来诊察，来监测。

关于"脉诊"的同步放大：原创脉法，与现行脉诊诊法区别，主要体现在脉诊"始于一、终于九"这一说法上，也就是从"寸口"到"三部九候"脉，进行"同步放大"。

查体过程如何观察穴位上的变化：论言"五色各见其部，察其浮沉，以知浅深，察其泽夭，以观成败。察其散抟，以知远近。视色上下，以知病处"。

又"以五色命脏，青为肝，赤为心，白为肺，黄为脾，黑为肾"。

又"察其浮沉，以知浅深。浮则浅，沉则深；察其泽夭，以观成败"。

解释是，色泽明亮则病愈，色泽晦暗则病重。散是病开始减轻或已离去，抟是病开始加重或病有反复。视色上下，以知病处，色向上向下发展变化与穴位反应直接相关，通过这些就能了解和判断病变部位在向哪个地方转移。

关于四时正常脉象："少阳之至的"一之气"乍大乍小，乍短乍长"，"阳明之至的"二之气"浮大而短"，"太阳之至的"三之气"洪大而长"，"少阴之至的"四之气"紧大而长"，"太阴之至的"五之气"紧细而长"，"厥阴之至的"六之气"沉短而紧"。

这里是说，五脏病情变化，各自都固有一些特别的脉象，所谓"心脉浮大而散，肺脉浮涩而短，脾脉缓大而敦，肝脉弦长而和，肾脉沉实而濡"。

简言之，"肝弦，肺浮，心洪，脾缓，肾石"。

关于近代脉诊评论：平脉查体是中医之本，现在有的老师开始不教学生"摸脉"了，就靠西医检查开药。在明清以前，人们常称"医案"叫"脉案"，以医生对"脉"的理解和技术水平来评判医生。多年的临床工作实践证实，一个人如果有病，就会在体表出现相关的反应穴位，通过这样的一些穴位治疗就能治好许多疾病。记载在《黄帝内经·素问》《难经》《神农本草经》《灵枢》经四大经典里的中医，最基本的"平脉查体"医学模式，是一个极具现代医学特色和人性化服务的"超能"医学模式，如果得以推广，将会造福亿万人民群众，千万不可偏废和丢弃。

第十三章　对"经典中医"发展的十大建言

先进文化是我国超越世界上任何其他一个国家的重要资源，中医药文化更是西方医学所不能超越的一种先进文化。太乙中医坚持数十年如一日守护传统中医药，在中西医结合方面树立了一个样板，用自己超常的智慧，修建起一座如世外桃源般的中医药殿堂。作为一项发明和创新，从实践中太乙中医摸索出一条可以圆满实现中西医结合的发展之路，提出"十条"发展战略构想。

一、修复全经络"平脉查体"体检方法

中华民族有自己原创的体检方法，跟西医体检方法比较，能更准确地评价一个人的健康状况，然而至今还没有被人认识和得到应用。大家知道，历年来参军、高考、招工、招生等各种人员体检以及飞行员、航天员健康检查这类很关键很重要的体检只能采用西医一种体检方法。检查结果往往由于技术本身设计的不足，使许多亚健康人群、精神疾病患者，甚至已经有比较严重疾病的人，都很难被体检发现。在疾病预防方面，比如癌症等的早期发现，经常劳心劳力的高科技人员身体状况等，都需要医疗技术改革和进步。所以，发掘中华民族原创的体检方法显得格外紧迫。

中医脉诊神秘了数千年，它利用人体疾病综合反应"阴阳平衡"理论，运用"寸口脉"能集中观察全身的穴位反应变化这一规律来判断健康状况。

学习掌握后，就能更快捷、更有效地对各类人员的健康状况做出如实的评判。特别是在中医临床上，通过这样的脉诊体检就能为治疗提供一整套完整的治疗方案和有效治法。所以脉诊体检是中华民族医学宝库中值得珍惜的技术，是民族医学复兴不可缺失的体检方法。

太乙中医经过长期研究发现，古人把所有的"有反应、有跳动"的穴位都称作"脉"。脉诊的目的主要是为了"平脉辨经"，判断病变的经络部位，而不是什么脉象就主什么病。该方法在临床上通过全面系统的经络穴位检查后，依据经络体征辨证施治，这是中医治病的诀窍，历代医家不传之秘。大凡做穴位治疗之前，特别是危重疾病抢救，必须有寸口脉象来监控。流传到后世，已经不再是它原来的真面目了。古人运用一个"数码"原理，利用"从一到九"寸口脉到全身检查的放大法，通过检查全身各部位脉息跳动情况，相关部位"温度、湿度、感觉敏感程度"等指数开展健康状况的检查。而现时大家所能看到的中医脉诊，是简化了的狭义的脉诊方法，是一些医生临床经验的传承。一些人借诊脉机会经常大肆吹嘘，乱说一通，使得病人都来考医生，要求医生给他们解释一下他得的什么病，否则就不相信医生。还有学校的老师自己不懂得脉诊原理，经常给学生灌输些脉诊不重要的思想，自己也随随便便摸摸脉，做做样子。千余年来中医古典脉诊一直没有正确延续下来，影响了一代又一代中医传承。

太乙中医长期从事古代医家扁鹊医术的发掘整理工作，用了将近五十年时间，凭借自己坚韧不拔的毅力和对中医的热爱，始终不渝地坚持在临床中探讨和追寻经典中医学"腧穴"阴阳五行理论的本质，力排众议，修复了原创的"中医平脉查体"医疗方法，开创了中医脉诊查体医疗之先河。太乙中医依据经络反应体征，大量开展了对于"糖尿病、高血压、各种微血管疾病、抑郁症、脑萎缩、癌症、顽固性头痛、三叉神经痛、面瘫、面肌痉挛、癫痫、颈腰椎病、各种神经痛、肾病尿毒症、肝硬化、脂肪肝、风湿、类风湿"等疾病的脉诊查体医疗临床实践，采用"灸刺合药"三位一体，内外治结合，攻克了一个个医学难题，为中医界各位同仁学习钻研经典中医树立了榜样。

二、开展人体"又一疾病规律"研究

读了《难经》"命门学说"的人，就能领会出《黄帝内经》医学思想的内涵，就知道开展人体疾病"又一规律"课题研究的重要，特别是开展"三焦"另类"器官"重大医学研究的重要。

中医跟西医认识疾病有一个根本性的区别，西医从解剖角度认识疾病，中医从气象角度认识疾病。为什么通过反应穴位能治病，而且能治器质性疾病，至今还没有人能够说清楚。太乙中医研究后发现，《难经》书上说的"三焦"为"臣使之官"，为"生气之原"，为"守邪之神"，为"十二经之根本"等解释，讲的就是穴位治病的深层原理。"臣使之官"用今天的话说，就是"派出全权大使"的意思。寓意"三焦"为人体一个"器官"，比作人体最高统帅大脑"皮层下"高级神经中枢的"派出全权大使"。

《难经》用了很大篇幅解释《黄帝内经》一书时，曾语重心长地阐明了"三焦"这样一个疾病防卫系统的重要性。在生命救治方面，就相当于生命的"命门"。可想而知，人生下来在人体皮肤上就存在有一层"储备生命信息"和"担任重大防卫功能"的网络结构，这些依托着自然界生存。人体重大疾病的修复，脏器损伤再生功能的产生，靠的就是它们这些"腠理部位"，所谓"少阳生生之气"。健康的人生，靠着这些天然的防卫屏障，对抗着各种病邪的侵袭。

太乙中医发现，古书上说的，人体有一种叫作"真气"的东西，又被称作"原"的物质，显然指的就是人体靠"遗传物质"携带的天然屏障和调控系统，这些"遗传物质"最终还是依托着反应腧穴上的"原气"发挥着疾病治疗作用。人体所患的疾病再重，只要没有动"真气"，都容易治疗。针刺疗法所强调的"得气"，指的就是要调动人体存在的这种"真气"，也就是"九针十二原"所讲的"原"。

人们都知道人体内部各个器官有序地工作是靠大脑皮层下中枢管理的，这只是生理情况下。但大家不知道的是，在病理情况下，发生病变却是要靠人体存在的皮肤层面的一种"原"的物质来管理和具体实施。它们的系统管理机构就是所谓的大脑神经"皮层下中枢"的"派出全权大使"，即人体有名无形的"三焦"器官。要知道，能使损坏的内脏器官重新得到修复，不是取决于体腔内的"脏气"强盛与否，而是取决于体腔外的"藏气"强盛与否。

为了说明这一点，太乙中医经过长期思考，把古书记载的针刺靠"原"的物质发挥治病效果这一点，最终给这种物质起了一个名字，叫它"生命活动原点"。针刺治病效果的产生，就是要刺中这个"生命活动原点"。

开展"臣使之官"这一人体另类"器官"课题的研究，意义在于要让当代医学生命科学研究人员明白，即使到了人工"智能化"时代，造一个机器人"大脑"容易，但造不了生命"原气"。人体大脑神经只不过是一个维持生命活动和收集处理人体各部位复杂疾病信息的中心部位，可以维持有序的工作的一个"行政"管理职能部门而已。发生病变，都是通过腔外"皮肤层面"的"腠理部位"，产生应激反应和免疫反应实现疾病调控的。人体所有疾病的真正治愈，必须通过腧穴"原点"的调控功能，彻底清除来自大脑皮层信息中心部位的一切不良信息才能实现，包括各种手术部位和手术刀口的修复。

三、大力推广古典"微型手术刺法"

"刺法"治病技术很是深奥，是人类医学的重大发明创造，后来被彻底改变。现在我们所看到的"针灸"，是一种从古典"刺法"技术中脱胎出来的理疗，就像日本的文字从中国汉字脱胎出来一样。

中医学的理论基础，就是"腧穴"，包括人们长期从"腧穴"阴阳反应中整理出来的"阴阳五行"公式定理。为了让我们能够正确地应用这样一些理论基础，来指导临床诊断治疗，开展"腧穴"本质研究，是中医科研重中之重。

中国人很早就认识到，疾病有生在体外的，有生在体内的。在体内的就需要内治，在体外的就需要外治。无论针刺还是口服中药，首先还是要看疾病在体表的反应，然后采用各种方法施治。唐代医家孙思邈说："汤液攻其内，灸刺攻其外，则病无所逃矣。"

在这里需要提醒人们的是，人体存在一个有规律性的东西，只要有疾病，体表相关部位就会有一定形态和特征的反应出现。现在的中医遇上好时机，有了更好的条件，有了先进仪器的检查，古书上以前没有说清楚的我们现在可以完全搞清楚。中医的检查加上西医的检查，"相互参合"，医学就会向前迈进一大步。"相互参合"去搞科研、去临床医疗，几乎就没有治不好的病。

研究发现，"腧穴反应"是疾病过程中邪正交争的产物。各种疾病的痊愈修复，无论是口服药还是穴位治疗，都是通过"腧穴反应"的自觉调节和被动调节实现的。由于"腧穴"本身出现各种不同反应，相当一部分"坚硬"无比，所以在古代才制作了"九种"不同针具来应对。"毫针"最细小，操作需要许多技巧，所以古书上才有不同针刺补泻手法的记载。现在教科书上还有讲究什么手法的，然而，所采用部位都是根据书上记载的部位，是否是"腧穴"，难以肯定。所以比较细的针还用得上。但如果说遇到真正的"腧穴"，像现在这样细软的毫针是用不上的。

古人比喻针刺治病的必要性，就好比身体上扎了一根刺，好比是结了一个结，好比干净的皮肤被污染。针刺治病的过程，就好比是拔刺，好比是去污，好比是解结。"刺虽久犹可拔也，污虽久犹可雪也，结虽久犹可解也"。"言不可治者，未得其术也"。这些对针刺过程的理解，对穴位反应不同情况的亲身体会和感受，对我们今天开展针刺治病原理研究很有帮助。

太乙中医临床观察发现，古代所说的"针刺"是"刺法"，是"微型手术"，不能叫作"扎针"。今天我们中很少有人有这种亲身体会和感受。所以我们应该理直气壮地称这种"刺法"为"微型手术刺法"。

大量临床资料显示,病理生理状况下的"腧穴"反应之类,其本质跟外科所见到的"疖肿痈疡"之类没有根本区别,在古代医籍中也曾对这一看法有过相似的解释。

"刺法"有很多种用途,扁桃体化脓、阑尾炎、痔疮,不用做手术,"刺法"就能解决。这中间有一个事先预防的问题,不要等待问题严重了再来治。比如,上边说的那些病,开始肯定有迹象出现,只要做一些"平脉查体",问题可能就会发现。但现在把古代创建的那些好的技术方法全都荒弃了,许多病用西医方法治不了可能中医就能治疗。"刺法"就是中医的外科,治病范围很广,不要拿当下那种"针灸"小手艺来解释中医外治,被它所承担的小范围所蒙蔽。大力开展中医宣传,深入开展"刺法"基本原理研究,开展"刺法"操作技巧研究和学习推广,显得极其重要。

为什么现在临床上有那么多疑难病,就是因为人类所共有的"现代医学"缺了一大半。缺少"气象医学"这一半,缺少"微型手术刺法"这一半。

《黄帝内经》《难经》是现存的两部在医疗技术水平上,可以跟西方乃至整个医学理论抗衡的医学经典。它们的问世以及高深见解,证明了我国在两千多年前就已经站在了世界医学的高端和前沿。人类更多的疾病是由于免疫功能失调、神经系统损坏、体液代谢紊乱。比如各种内分泌和代谢性疾病,精神神经系统疾病等,都需要从病变的整体反应部位上去认识和调理,即经络穴位反应上去认识和调理,所以必须下大气力开展"刺法"技术的研究。

四、把"气象医学"研究放在突出位置

宏观观察疾病规律的"气象医学"与微观观察疾病规律的"解剖医学",是人类疾病规律一个整体的两个观察角度。将"治病"比作"作战",局部战争必须服从战略全局。治病也一样,整体调理始终是总基调、总原则。

　　从建设医药强国来说，要把世界上所有好的医学成就加以整合，变成自己国家独有的医学模式。就我们国家来说，古籍里记载的"藏象医学"模式就是整合了"解剖"概念和"气象"概念的医学，是比较完备的人类高科技医学模式。

　　太乙中医认为，经典中医是从研究人体"皮肤器官"诸多"反应"的人体"气象"规律开始的。以疾病过程中的反应"腧穴"为"解剖"对象，以反应"腧穴"的"阴阳五行"规律为理论基础。"腧穴"理论是中医理论的核心理论和指导思想，这是医学必将要进驻的另外一个医学科研领域，数千年前的中国医学正是站在这样一个高度来解释医学和生命规律的。

　　中国应当对人类有较大贡献，中华文化，特别是经过数千年考验的经典中医文化，能够给人类解决健康问题带来超常的智慧。就说做手术，大部分大夫都明白，自己技术再高超，也不敢说自己的手术一定成功，不会出现意外，甚至没有后遗症出现。原因之一，就是没有办法把握人体生命中枢的整体情况。然而中医的"脉诊"等一系列技术，却有足够能力把握人体生命中枢的整体情况。所以太乙中医提出，不论做多大的手术，都需要做两套检查：一套中医的体检，一套西医的体检，尽量把手术安排在"经气、脏气"俱盛的时候进行，这样能最大限度地保证手术安全。

　　再如流行性疾病、传染病和术后感染诸类问题，如果病毒属性跟人体属性恰好相反，人体通过穴位调理，特别是"化脓灸"之类，像预防天花接种牛痘苗一样，实现了细胞以及体液免疫，再强的病毒也不会对人体造成伤害。手术切口出现瘢痕组织是皮肤局部呈现"寒的体征"所致，假如手术局部是"热的体征"，切口就会愈合很快，不会出现瘢痕。还有，手术切口正好处在"实的反应"部位就容易感染，如果是"虚的"部位，就不容易感染。有许多长期不能愈合的伤口和疖肿，也有这方面的原因。

　　在中国西医不能否认中医，中医发展离不开西医，所以中医的"气象医学"思想必须更好地继承发展，因为它可以弥补西医之不足。太乙中医认为，西医操作的好比是电脑的硬件，中医操作的好比是电脑的软件，如果生命是由于硬件、由于生命活动的源泉枯竭，西医在输液、输血、给氧等方面有更多优势，则生命不会因源泉枯竭而丧生。如果生命是由于软件、由于生命活动的调控程序上发生故障或者紊乱，则中医调节内脏功能、疏通经络阴阳失调部位、调理阴阳，有更多优势，则生命不会因调控程序上的故障和紊乱而完结。

中西医结合的大方向是互相取长补短，而不是中西医拼凑，或者完全依赖西医的检查手段，所以对各自的长处短处应有清醒的认识。太乙中医认为，从人体生理病理和解剖知识方面开展的微观研究属于医学第一实验研究领域的工作，由此探讨疾病规律的医学研究可以用"解剖医学"这一概念来概括。这是医学的第一程序，是初级医学，是所有中西医医生的必修课程。从体表腧穴和脉象反应的有关知识方面开展的微观研究属于医学第二实验研究领域的工作，由此探讨疾病规律的医学研究可以用"气象医学"这一概念来概括。"气象医学"的研究是医学的第二程序，是更高层次的医学。中国的医学教育让每个医生都必须遵从前辈教诲，学习《黄帝内经》等中医学经典去丰富自己的医学知识。

一个病人到医院，首先需要总医药师通过脉诊和系统的反应经络穴位检查，根据邪正双方力量对比情况，制定出总体的治疗方案。不明确西医诊断的必须明确西医诊断，特别是有目的性地去做所有该做的解剖医学方面的检查，要让西医各项诊断和治疗技术围绕"气象医学"整体观和全局观念去运作，有时甚或单独采用西医方法去解除患者某一局部的病痛。按照这样设计实施，医生的医疗工作也就像作战一样，医生有了"脉图"以及反应"经络穴位分布图"，就像有了"作战图"一样。作为全科医学的统帅，必须是兼备中西医两套本领的高级大夫。

医学发展关系到每一个人的健康，平时人们都会说西医治标，中医治本，实际上真正"治本"的方法，还没有"面世"，还没有被挖掘出来。我们经常讲两条腿走路，虽说老百姓认为现在的中医还不错，总有人去排队看病。其实外行看热闹，内行看门道，现在的中医比古人差得很远。因为各种原因，现在大多数医生都不愿意去学中医，不愿去从事中医研究，即使进入中医药大学，所学的也只是一些皮毛，这是个大问题。

太乙中医通过自己多年的实践，认识到若要创建一个具有中国特色的高水平的现代化医药，必须让自己国家的特色医疗首先振兴起来。通过政策扶持，在国内先树立起一个标杆和榜样。

五、重新编写中医教材，培养高级中医人才

振兴中医，教育先行，重新编写新教材摆在首要位置。什么是中医学基础？中国实验医学基础教材怎样编写？这要像电脑普及那阵一样，让最有实践经验的人来编写，最切合临床工作实际的来编写，简明扼要，重在实用。

学中医先从哪儿学，怎样学才是捷径？"平脉查体"是初学中医之人最早就应该掌握的技术，应该先从"平脉查体"学，这也是学习中医的捷径。中医基础教程，就要从这个最基础的知识方面重点组织人力编写。

《黄帝内经》等四大经典是最原始的中医教材，当年的作者应该都是全国最负盛名的医学专家，有总体的教学思路和编写提纲，指导思想统一在"藏象医学"全科医学这一立场之上，"解剖"概念的知识和"气象"概念的知识糅合在一起。在我们现在能看到的篇章和内容上，主体和重点是教学生如何看待和认识疾病的思想方法和工作方法上。具体到某一个疾病，有简单的举例说明，有很风趣的比喻和形象表达，很少有具体的方剂方药和穴位处方。对于难点问题，多发病、难治性疾病安排了很多篇章，专题讨论解答。比如，热病、风痹、疟疾等数十篇文章。像我们现在看到的西医教材里的临床部分，可以另外编写，体现中西医结合特点。

最值得记取的是医学理论编程方面的"框架设置"，这是现在的学者学习古籍最不容易读懂的部分。古籍中有很多像"本藏""本输""本经"这样

的概念，这种提法，都在暗示古人有意设置一系列理论框架的意图。这种思想的产生，就跟建立一个国家一样，开始就有一个"宪法"呈现在国人面前，治病首先就得有一个十二经络的"理论框架"横在各位医生的眼前。

"十二经脉"称为"本经"，以经脉系统为纲，之后就是"十二经别"络脉系统。它们纵向分布，把人体划分为纵向的"十二个区域"，每一个区域都有一个相应的"属性"代码。详细的路径划分标志，都是解剖概念的皮肤部位。以"皮部"为纪，其次就是"腧穴"，也就是反应穴位这个最基础、最基本的医学概念的出现。称为"本输"的有三大类。肘膝以下按"五步划分"的"五输穴"，每一个穴位都确定了一个"属性"代码，它们"横向"将人体划分为若干个"节段"。理论上讲，上至头顶，下至脚底，都要按这样"层次划分"，从头到脚，自上而下，按"五行相克"排列顺序，一直划分下去，各节段都确定有"五行"概念的"属性"划分。

除了上边几种之外，作为"理论框架"的还有背腹"俞、募"穴。比如，期门、章门、京门、日月、中脘、膻中、关元，它们在确定一定部位一定属性方面也是"事先设定"出来的有关各部位具体属性的专属标志。另外还有，沿颈部、前后发际，绕行的"天柱、扶突、翳风、人迎、水突、气舍"，作为"六经标志"，都在为"查体医疗"的进行而特意设定重要"界定"标志。

古人对人体体表这样一个理论框架的设立，就相当于一个国家"宪法"的制定。单等某一次某一回在某一个人身上出现了疾病反应后，就用这个框架，从这个疾病反映出的"部位"高低远近和"属性"寒热虚实进行辨证施治。

古籍里有一句话，"天以六为节，地以五为制"。意思是宇宙大自然存在的一个普遍规律是，计算"圆"的物体，要按"六"进位，计算"方"的物体，要按"五"进位，这就是"天圆地方"这一名词概念的出处。也正源于此，所以就有了"天是圆的，地是方的"的说法。

学习中医，必须懂得气候变化对人体健康至关重要。从气候变化说，古人发现"五年一个周期"，用天干表述"甲己土运，乙庚金运，丙辛水运，丁壬木运，戊癸火运"。发现一年之中大致可分为"六种"气候特征，所谓"厥阴风木，少阳相火，少阴君火，太阴湿土，阳明燥金，太阳寒水"。因为这样一个对大自然的认识，跟人体有很多吻合之处，所以表示"地"的"五行"木火土金水，表示"天"的"六气"风寒暑湿燥火，成为"预测"天气气候变化的重要理论基础，所以就有"五脏"和"六经"的概念出现。

还有一个更重要的概念要写进教材，就是"人体有两个并行的调节系统"。"六节藏象论"说"胆胃大小肠膀胱"都是"器"，即指西医教科书上的"器官"之类，说它们"传化物而不藏"。从《黄帝内经》著书开始，中医书里的"五藏"就是虚拟的一个"理论框架"，主要讨论的是它们在体表的反应。"六节藏象论"称"心为君主之官，肺为相傅之官，肝为将军之官"等称谓，就是说"五藏系统"是"十二经脉"框架之上的又一相互支持的理论框架。"藏象"所介绍的是"藏"在体表的所谓"脏腑之气"。所以，"五脏"的"脏"要写成"藏"。这意味着在解剖概念之外，还有气象概念的两种"脏腑"概念出现，分别是两个并行的调节系统。

在中医"五藏"概念之下，还虚拟了一个"有名而无形"的"三焦"和"心包络"。这些已经很清楚地写进了教材，只是没有说清楚它们为何要"虚设"这些"脏器"的理由。"五藏五府"经扩展变成了"六藏六府"，再配上各自的经脉，这样，通过虚拟手段，一个完全区别于西方医学的"脏腑经络"理论框架就构筑完成。而这一"藏象"系统跟西医书上所说的"五脏"概念完全不同，跟解剖概念的"脏腑组织器官"概念完全不是一回事。

解剖概念的"心肝脾肺肾"，在中医学概念里扮演的是内脏"五大系统"的核心成员，赋予它们职责的是"扮演"一个貌似"内脏"而真实是"内藏"的角色。在众多脏器中，选出的这"五个代表"，因为它们并不能"藏精气"，而是"传化物"，负责心跳血液循环、呼吸吐纳空气之类。它们本身仍然是"器",是"器官"。现代西方医学各种手术替换内脏组织,越来越多,已成常态,为什么这样做又不会造成生命危险,原因就在于它们仍然是"器"。就跟一棵树一样,即使树心被掏空,树还能照样活着,道理就在于这样的树它的皮还在,它的"皮层"这个生命的"根"还在。

站在《黄帝内经》《难经》的高度,编写一套实验中医学教材,首先要让学生明确中西医理论基础的根本不同点在哪里。也就是上边所说的,不要把"虚拟、虚设"的理论框架跟西医书上的知识看成一回事,或者相提并论。实验中医学能像西医一样,让学生"看得见、摸得着"的,是疾病过程中出现的各种"阴阳反应"体征。"阴阳者,天地之道也,变化之父母,生杀之本始,神明之府也"。这其中的"阴阳者",就是各种"阴阳反应"。

中医教学要跟西医接轨,中医教材里要体现出中医自己的"实验医学"基础。"腧穴"这一疾病过程中有规律的反应,是人类医学史上划时代的重大科学发现。而发明"脉诊""经络查体"诊断方法,则是人类医学史上的一项重大发明,可以称作人类"第五大发明"。这一发明和发现,填补了解剖医学无法完整准确解释疾病规律的空白。太乙中医认为,中医理论是由体表经络穴位反应一步步归纳总结的,"腧穴"是中医理论形成的原点,"腧穴"研究是中医研究的指导思想,"腧穴"理论是中医理论的核心理论。"阴阳五行"概念是一个从医疗实践中总结出的规律性东西,是指导疾病诊断治疗的公式和定律。在中医教材编写中,这一方面是基础中的基础。"刺法"穴位治疗就是古代的手术,中医药物治病是穴位外治的替代品,这些在实验中医学教材中要写进去。

六、创办一所国际一流的中西融合医院

如今,在偌大一个中国,我们还没有看到有一所真正能像古人说的那样的中医医院。有些名为"中西医结合医院"的医院,其实就跟西医医院一样,做的是西医检查,开的是中药,不中不西。

大家也都看到，目前国内的国营大型综合医院已经规模不小，各种先进设备应有尽有，内外妇儿专业人才都是一流的，为什么还会有那么普通的疾病治不好？说明一点，中医工作没有做上去。医院虽大，却没有好中医。不论中西医，治病理念都是一样，都是西医思想指导。

特别有意思的是，医生面对患者，多是为了检查而检查，而不是为了减轻患者痛苦而检查。一个孩子正在发冷发热，咳嗽气喘，一看就是上呼吸道感染。这在中医看来就是一个外感，病邪在表，病位在营卫气分，发汗透邪出表就会很快痊愈。然而医生偏不这样做，让患者脱去上衣，光着身子睡在冰冷的检查床上拍片子。旁人都感觉很冷，何况病人？弄不好还会引邪入里，使得病情更严重。这样的检查，到底好处在什么地方？还有病人，本来是一般性疾病，医生三天五天甚至半月不给药，查不清楚就反复查，到出院也没有把病情搞清楚。甚至有危险的病没有及时处置，等查到"病情"时病情已经转化，病位已经转移。

临床观察发现，许多疾病跟生气有关，跟精神因素有关。最简单的例子是人一生气，就从脸上表现出来，肚子不舒服，身上就会有各种痛苦带来的不适，检查相应部位问题可能就会很快得到解决，可是我们偏偏没有这样去做。不管啥情况下一律"检查"，结果抛开了主要的，抓住了次要的，往往耽误了好时机。

医院都设有"重症监护室"，急症室有先进的"急救设备"，大小医院都有比较通用的抢救措施。这些"先进"却让不少患者"过度抢救""特别监护"早早断送了性命。问题出在哪儿？就是不辨轻重，不辨寒热，不辨虚实，一刀切。人体患病特别是已到危重的时候，整个免疫系统、神经体液调节系统，都进入到一个极度衰竭和功能紊乱的状态，"心电、脑电、脉电、穴电"都处在一个飘浮不定的状态，自身"电位"激烈地振荡，发生着各种生命体征的"摇摆"，频繁的神志"错乱"。需要的是按照不同病情，让其不断地变换体位，不间断地翻动身子，保证各个脏器部位血液循环的畅通。可是，恰恰就是这样一套一套先进的"设备"和"重症监护""绳捆索绑",不是十天半月,而是两个月、三个月,连家人也不能探视。如果是一个好人,一直如此也受不了,何况重症患者。这样的"重症监护",害人不浅,让他们临终也不能享受到应有的一些人文关怀,最后窒息身亡,却也不知其所以然。

太乙中医通过自己不断总结,为了防止盲目检查耽误治疗时机,设想采用一个"两步"推进的诊断程序,采用中医西医"两套"诊断治疗和疗效评价标准。

具体做法是,大小病先要通过"中医查体"搞清楚轻重缓急,再有目的地去做西医"相关检查"。这样一来,如果能按照古典医学诊疗模式去操作,很多问题都会很快解决,很多疑难病都将不再疑难。

重症护理至关重要,然而现在的都是西医这样的护理,而不是有中医特色的护理。医院这样干,也是有意无意的。医疗护理学问很深,需要中西医结合,而目前很多逐渐养成的习气,非某一个两个人所能改变。需要的是,再有一个好的管理、好的做法与之来比较,有比较才有鉴别。所以需要国家出台这样的政策,设立起一个有中国特色的专科医院,则国人幸甚,众多患者幸甚。

七、重视"腧穴原点"这一生命科学研究

"腧穴"是中医理论形成的"原点",有"厚薄宽窄大小"等一定形态结构存在。在"医学生命科学"研究方面,目前还没有人去重视这一人体"腧穴原点"的研究。同样,"针刺"以"腧穴"为对象,是古代中医治病最基本的和最重要的一种治病手段。那么,"腧穴"形成的机理是什么?临床上,针刺穴位反应部位为什么马上就会出现一个包块?非反应穴位部位为什么没有这种现象?在反应穴位上皮肤破了会很快愈合,非反应穴位为什么就很难愈合?不论点刺还是按压,反应穴位部位都会出现青紫肿块,非反应穴位部位为什么就没有这种现象?

应该说作为"中医人"，就应该说中医的事，中医科研方向应该跟西医科研方向有很大不同。中医"脉诊"部位平常选择在"寸口"，为什么随着"运气"变化，有的时候"病与脉"相应，可以准确地诊察出疾病的变化，穴位反应的"虚实情况"，为什么有时候"病与脉"不相应？从解剖角度来讲，"脉口"只是一条血管，为什么"寸关尺"三个部位会随着不同病情，反映出不同的"脉象"？

自古以来遇到危重患者，昏迷不醒时，人们都知道"掐人中"，有时特别有效。还有"十三鬼穴"，照法施治，为什么能够治疗"精神癫狂"？中药处方中，古代善用"金石药"，心脑血管疾病到了危急时候，"紫雪丹""至宝丹""神犀丹""牛黄丸"等，为什么比西医西药起效还快？

其中"生男生女""男生于寅""女生于申"，这种说法跟"试管婴儿"技术、"克隆"技术相似。在人为干预下，是否能证明"受精卵"性别生成，跟"时辰"、跟"卵子与精子"结合谁先谁后、"左旋右旋"有关？孩子生下来"聪明"与否，是否跟古人强调的"太阳少阴"相配、"厥阴少阳"相配、"太阴阳明"相配，为最佳和最优越的"相配"相关？这许多古代在生命科学领域的科研成果，我们有责任应用现代高科技手段加以验证。

现代西方医学的发展一直靠高科技手段支持，对于人体"气象"方面的检测很多都能够应用"声、光、电、磁"手段加以验证。当代"超声、激光、量子"等手段，肯定会对"气象医学"的理论基础"阴阳五行"学说，提供有力的科研支持。

"腧穴"理论是中医的核心理论和指导思想，将"腧穴"研究，以及腧穴"微型手术刺法"研究等，作为中医基础研究和医学生命科学研究重大课题，显得十分重要和紧迫。

"腧穴"的本质，是长期和久病影响到人体免疫功能，"邪正抗争"的抗原抗体复合物之类，一些隐藏在体表皮层之内，还没有出头或者还没有能力出头的疮疡之类东西。"腧穴"本身是具有炎症性病理改变的一种病理生理现象，中医科研应该在这一方面有所投入。

从脉诊来说，脉象出现的原理是什么，脉象诊察目的是什么？如何做到为临床服务？前几年搞的"脉象诊断仪"，很多人使用过它，有什么用处？为什么到临床上用不上？是因为发明这些仪器的人，自己连手工摸脉都不掌握，又如何能发明出有实际用途的"脉诊仪"呢？

脉诊是穴位反应的总代表，本身具有穴位反应的许多特征，有了穴位反应的进一步研究，脉诊就有了理论支撑，"脉诊仪"就容易设计出来了。

太乙中医在几十年从事古典医籍学习与实践中，发现在中华医药宝库中有一部分关于中医查体医疗及上古时期著名医家"扁鹊医术"的内容已经失传。经过长时间实践，不断总结完善，终于将这一失传数千年的国医特诊医疗方法复原。

中医古籍说："疾病就是阴阳失调，治疗就是调节阴阳。"这是与西医病理学完全不同的认识。经典中医将一个十分繁杂的疾病规律和治疗规律在"阴阳平衡"理论指导下得到解决，而能解决这一难题的关键性技术，就是"平脉查体"医疗模式。

如若中医科研搞不上去，好的技术不能被开发利用，像免疫功能失调、神经系统损坏、体液代谢紊乱，都没有特效疗法。各种内分泌和代谢性疾病，精神神经系统疾病，糖尿病、高血压、癫痫、神经性头痛、三叉神经痛、抑郁或狂躁型精神病，各类老年退行性病变，老年痴呆、脑萎缩，各类风湿性和类风湿关节炎，恶性肿瘤、艾滋病等，都很难被攻克。

人们常说，中医治病能除根。中医认识疾病的思路和方法比西医强，抗菌消炎、手术等解决了一些中医不能解决的难题，但之后又会给患者带来一系列麻烦和遗留问题，医患矛盾明显增加。将中医科研按照自身特点纳入医学生命科学研究，显得极其重要。

八、走出一条中国特色的"新药研究"之路

新药研究在保障人民身体健康方面意义非凡，中药跟西药治病理念千差万别，西方人看待疾病跟中国人看待疾病也千差万别。研制新药采用小白鼠之类动物实验只适用西药，不适用中药。因为小白鼠跟人类差异很大，中医新药研究不能完全照搬西药研究的思路。

古代研制新药，通过体表反应来评价药物疗效。人体有了病变，用上这样一种新药，在中医查体之后，穴位反应情况改变了，那就说明疗效好。如果查体之后，穴位反应跟以前比较反而加重了，说明疗效不好。今天我们研制新药，也要采取古代这种试验方法，根据体表穴位反应情况评价药品效用，才符合中医理论。

在中医古籍中，有数十万经过千挑万选的百病良方，治病效果都非常好。有极少的一部分被一些药厂拿来开发，成为成药在市场上流通，像六味地黄丸等，用得准时，确实奇效无比。当然，用不好时也一样没有疗效，关键是要有中医"平脉查体"那一套理论支撑。

当前新药研制存在的主要问题，一方面中药新药研制没有中医理论指导，一方面还有大量疗效奇特的中药资源没有被开发利用。中药研制，现在的专业人士的知识面和知识水平，没法跟古时候的专业人士相比，只有老老实实照着古人流传下来的方子一步步改进。古书上的方子就是最好的药方，不能随心所欲乱搞一些处方出来，更不需要企业花巨资去开发什么所谓的"新药"。

在古代人的眼里，看病就是"检查体表出现的穴位反应，治病就是调节这种疾病的穴位反应"，中药就是"替代穴位"治病的一个替代品。很多古籍中都在强调"归经用药"，强调"治病不明经络，开口动手便错"。

研究发现，中药学有两套药性归纳方法，一种是药物共性的"四气五味"分法，一种是药物化学效用的特殊分法。处方不是简单的药物堆砌，

中药的七情合和,可以把有毒的药变成无毒,可以把无毒的变成有毒。中药药物疗法作为替代穴位治疗来"调理阴阳",必须依据疾病反映出来的反应腧穴"气象阴阳"来辨证分经用药。研制开发新药,从穴位反应的眼光看,以"能迅速消除反应点体征"的"药物(新药)"才是可以信赖的处方药。

我国最古老的药物学专著《神农本草经》,开发新药的思路就具有很高的前瞻性,非常值得借鉴,而我们今天的中药新药研究已经背离了"分经用药"的大方向。这里有一段《本草纲目》作者所说过的话,他引经据典说:"伏念《本草》一书,关系颇重,后世注解群氏,谬误亦多。""昔炎黄辨百谷,尝百草,而分别气味之良毒;轩辕师岐伯、遵伯高,而剖析经络之本标,遂有《神农本草》三卷。"今天,我们再一次回到李时珍讲话的那个年代,来看待我们今天新药研制这个问题,的确,谬误甚多。

所谓"本草"者,"基本药物"之意。好比画画所用原料,虽只有"六种、十二种"基本颜色,但经过画家调配,什么样的颜色都可以调配出来。《神农本草经》选择和收载的"三百六十五味"中药,都是精品,是经过千挑万选的"基本药物"。就像十二种颜料一样,这些药物原材料,都很安全有效,能够满足临床用药需要。后世在经典的基础上无限度增加药物品种,整个中药规范研究没有了章法,鱼目混珠,情况十分严重。

将要走向世界的中国中医药,如何安全用药、有效用药?长期的经络穴位治疗经验告诉我们,中药新药研究最重要的是要抛弃以前的做法,在某一种疾病的反应经络体征归纳的基础上,来分析判断需要选配哪些记载在《本经》里的可靠性很强的中药药材。通过判断疾病的病位和属性,来决定选择选取药物的属性。药物配伍和药物的选择,主要是产地和性味归经,需要落实到具体的"药物归经"理论基础上来。

"药食同源",药物和食物一直是比较看重的民生问题。如果"食品"几千年下来没有很多改变,"药品"也不应该有很大改变。可是现在变了,药房药库全是近六十多年来开发出来的"新药",试问这中间开发的"新药"会让人觉得安全吗?

话又说回来,治病单靠吃药,还有许多病单靠中药拿不下来。人们常说,"一针二灸三吃药",针灸治病在古代跟药物相比,分量占了一半以上。如果两条腿走路,今后能让大部分疾病都找"穴位"治疗,或者药物配合"穴位"治疗,国家和老百姓药费的开支要少出许多。

1991年前,太乙中医根据针灸治病原理,经过长期探索,不懈努力,发明一种像"火烧"一样的灸灼材料,不用火烧,就能产生"灸法"治疗作用。通过诱发机体细胞防御等产生一系列免疫反应和应激反应发挥治病效果,一种可以产生"代针代灸"作用的穴位免疫制剂"太乙阴阳丹"应运而生。1991年通过技术鉴定,并申请了国家发明专利。如果有这样一类的穴位外治产品,在全社会推广,就能为国家医保节省很多开支。问题是受到西医思想的影响,许多政策限制了它的开发生产使用。

走一条有中国特色的"新药研究"之路,参照这几年来各个医院开展的"冬病夏治"的经验,像在患者穴位外贴"膏药"这种剂型,并不需要很多手续。国家只要降低中药审批门槛,用于外治的剂型,各地方医院都可以大力推广,国家法律法规不可以把这样的"制剂"或者说是"新药"审批管得太死。

九、"医学导引术"助力"健康中国"建设

"导引术"就是利用肢体某一姿势的运动,来牵引相关肢体向一定方向持久用力运动,产生牵引治病效果的一种健身文化。

据资料显示,上古时候的人,年龄都能超过百岁而动作不显衰老。锻炼身体,春季天地自然都富有生气,万物欣欣向荣。此时人们应该入夜即睡眠,早些起身锻炼。如果违逆了春生之气,便会损伤肝脏,使得提供给夏长之气的条件不足,到夏季就会发生寒性病变。夏季是自然界万物繁茂秀美的时令,

人们应该早睡早起，不要怕太阳晒。如果违逆了夏长之气，就会损伤心脏，使提供给秋收之气的条件不足，到秋天冬天就容易发生疾病。秋季自然界万物成熟，人应收敛神气，保持肺气的清肃。若违逆了秋收之气，就会伤及肺脏，使得提供给冬藏之气的条件不足，冬天就要发生病变。冬天是生机潜伏，万物蛰藏的时令，人应该早睡晚起，要使神志深藏于内。要守避寒冷，求取温暖，不要使皮肤开泄而令阳气损失。违逆了冬令的闭藏之气，就要损伤肾脏，使得提供给春生之气的条件不足，春天就会发生疾病。只有适应自然变化，注重养生之道，才能身无大病。

有文字记载，上古时代的人，懂得养生之道。饮食有节制，作息有规律。不妄事操劳，形体劳作避免过度劳累，以及房事等。心安志闲，少有欲望，情绪安定，不因外界事物的变化而动心焦虑，这样才符合养生之道。四时阴阳的变化，是万物生命的根本，所以在春夏季节保养阳气，以适应生长的需要，在秋冬季节保养阴气，以适应收藏的需要。顺从了生命发展的根本规律，就不会发生重病。不等病已经发生再去治疗，而是治疗在疾病发生之前。上古有称为"真人"的人，锻炼身体，寿命会更长。一般人如果顺从"阴阳"的消长，适应四时气候变迁，也能增益寿命。

中国导引文化源远流长，是古代医生为了不承受针灸、服药之苦，自己想法给自己检查，自己想法给自己治病，以期达到延年益寿的目的。到后来这一方法被上层社会广泛效法，并加以推广使用，带动了历史上的全民健身文化的开展，现存于世的《汉代导引图》只是其中的一部分。

20世纪80年代以来创制的"中国医学导引——点穴龟蛇练"，比较形象地说，是专业人员用来"格式化"身体功能的系统软件，可以有效地"扫描"和调理各部位的疾病。任何人如果掌握了这套技术，可能一辈子都不会生病。

该"导引术"，以"奇经八脉"为序，模仿长寿动物"龟蛇"的优美动作，取灵龟之性，盘蛇之曲，逶迤婉转，迂回曲折，动作阴阳颠倒，坎离交合，自上而下，自下而上，自左而右，自右而左，颠倒阴阳，导引按跷，练身练性，积精全神。运练内功，可以提神醒脑，益寿延年，防病治病，返老还童。

该"导引术"，跟太极拳的不同之处，是动作深沉、用力持久；跟瑜伽的不同之处，是动作连贯、浑然一体；跟武术的不同之处，是柔中带刚、松静自然，不会拉伤筋骨；跟舞蹈的不同之处，是寓治病于娱乐之中，恬淡虚无，调理经络穴位阴阳。

人生在世，学习、工作、劳动的压力，谁能说不生病，关键是怎么补救，怎么保持。很多人喜欢跳舞那种浪漫、悠闲自得，跟朋友在一起，有说不出的快乐，总要到野外跑跑步，练太极剑，打太极拳，还有时跳跳舞、唱唱歌，感觉会格外精神。但仔细品味这几种方法哪种最好时，却发现古人创立的"导引养生"一法，反倒更觉得舒服一些。

医学导引术"点穴龟蛇练"，从拦截病变发生出发，在防病治病和养生保健方面，更胜一筹。我们的祖先，很早就发现了人体表面存在一种可以激发生命活动的"原点"，通过对反应穴位的调节可以改善人体的许多生理功能。"导引术"起源于我国殷商时期，古人在"返璞归真"思想指导下，创造性地利用多个肢体某一姿势的牵制运动产生类似牵引治病效果的方法，使得隐藏在体表皮肤层面的"营卫、腠理"生命活动最重要的部位，产生了很好的治病效果，可以使失常和损坏的脏器得以修复和恢复正常功能。

"导引术"本来是很正规的医疗方法，古人强调说："故圣人杂合以治，各得其所宜。"正如《素问·异法方宜论》所述："砭石者，从东方来；毒药者，从西方来；灸焫者，从北方来；九针者，从南方来；导引、按跷者，从中央来。"

"导引"治病，主要是用于那些久治不愈的顽疾。大家熟知的汉代著名医家华佗，史书记载他在这一方面很有研究。他模仿虎、鹿、熊、猿、鸟的动作和姿态创制了五禽戏，以活动肢体，养生保健。他说："吾有一术，名曰五禽之戏，一曰虎，二曰鹿，三曰熊，四曰猿，五曰鸟。亦以除疾，并利蹄足，以当导引。"

唐代著名医家孙思邈，人称孙真人，特别重视"导引"养生之术。他活到百岁以上，人说他"然犹视听不衰，神采甚茂，不啻百岁人矣"。孙真人在他的《千金方》这本书里，记载了彭祖当年使用"导引"方法延年益寿的故事时，说过这样一句话："心无烦，形勿极，而兼之以导引，行气不已，亦可得长命百岁。"还说道，但能"不思衣食，不思声色，不思胜负，不思曲直，不思得失，不思荣辱"，亦可以百岁。他在推荐道家"呵呼呬嘘吹嘻"锻炼法时，说到"先左右导引数十百遍"，后再使用此锻炼法，效果才会更好，还说"若肝病即呵出，若脾病即唏出，若肾病即呬出"，这些都说明当时对"导引"这种治病方法的重视。

"导引"养生术传到后世之后，名目渐渐繁多起来。有的改称为"气功"，有人宣扬自己怎么能给人发功治病，还有人掺加进去了"武术"运动，像"太极拳""太极剑"之类，还有"动功""静功"多种说法。

导引在古代，是上层人士防病强身的有力武器。对于今天来说，解放军战士、武警、消防官兵、警察都需要格外强壮的体力，导引术就有这方面的功能。体育运动大量消耗体力，有的时候会突然拉伤筋骨皮肉，导引可以帮他们的忙，让其不会延误比赛时机，能迅速恢复健康。国家科研人员、航天英雄需要格外能耐受各种严酷环境，导引术可以让他们的各方面机能超常于普通人。

文化是民族的血脉，是人民的精神食粮。当今世界正处在大发展大变革大调整的时期，世界多极化、经济全球化深入发展，科学技术日新月异，各种思想文化交流交融交锋更加频繁，文化在综合国力竞争中的地位和作用更加凸显。中华民族的伟大复兴，必然要在中华医药文化繁荣的前提下进行。

现在医院有那么多病人，手术过后遗留这样那样的后遗症，痛苦不堪，太极拳等已非他们所能适应。导引术轻柔缠绵的姿态，不紧不慢的动作，适合病人，也适合健康人。练过导引术后性格会出现大的改观，脾气变得温柔，和谐社会会让各级领导省事省心。

十、"运气学说"预防医学的中国智慧

"运气学说"是中国古人的重要预防医学思想。在传染性疾病流行预防和"预防医学"建设方面，中国人比西方人做得更早更好。大概是在我国秦汉以前，人们普遍懂得通过对气候变化的了解来预防一些季节性流行病。

综观古典中国医学，虽然形成年代久远，但从理论到实践，都具备"高科技"特征，一切都用"阴阳五行"这种"数码"语言来表述，特别是疾病预防方面的"运气"学说。

在"运气"篇中，大量篇幅讲到预测天气，预测病虫害产生、病毒流行、疾病传染，界定"时空、地空"，表示"时辰、方位"，解释"天文、地理、人事"活动规律，通过"天干、地支"这样一组数字变换作为"代码"来推算天气变化的规律性东西。

大约从上古时期开始，就有专业人士从事"天文"观察工作。其中为了疾病早期预报和诊断治疗，有这样一条"令合天道，上应天光星辰历纪，下副四时五行"的观测路线图。

任何科学技术的发展都离不开信息技术。在多数疾病状态下，人体固有的经络穴位的"电反应、电传导"速度最快。在预防疾病方面，临床上化验、透视，这样一些通过仪器检查所获得的数据，都无法跟"连通大脑"的"电传导"速度相比。

在研究疾病"气象"规则方面，杰出的中华医药前辈，通过"腧穴"研究的大量医疗实践，发现了隐藏在人体的另一个生命科学奥秘。以反应"腧穴"作为媒介，古人将天地自然变化作为信息，传递给高级神经中枢，再从大脑转变为一种新的疾病信息，反映到体表。外界天气变化，与体内疾病变化，浑然一体，会通过一种"运算"模式呈献出来。

在大量中医古籍中，把疾病预防作为重中之重，讲解这一科学研究和预防工作情况的大论有"七篇"之多。在《素问·至真要大论》还以"至真要"之类字眼，来讲述这许多难得一见的工作成就。

文章说，"五运"交合"主岁"，有"太过、不及"的情况。"六气"分治一年中，"初之气，始于大寒而终于春分，自丑至卯，厥阴风木主之；二之气，始于春分而终于小满，自卯至巳，少阴君火主之；三之气，始于小满而终于大暑，自巳至未，少阳相火主之；四之气，始于大暑而终于秋分，自未至酉，太阴湿土主之；五之气，始于秋分而终于小雪，自酉至亥，阳明燥金主之；终之气，始于小雪而终于大寒，自亥至丑，太阳寒水主之"。

"五行"的概念，就是天体绕着地球转（从直观的认识），五年反复一次，所以叫"五行"。一天之中，白昼到黑夜，从早到晚，从日出到日落，同样分成五个时间点，也叫"五行"。由此延伸到体表经络穴位，纵向和横向排列中，亦存在的"五个层面"的节点关系。由经络反应层面关系，延伸到五脏分类，延伸到人与天体运行规律，都有极其相似之处，所以，也称之"五行"。人体大量疾病现象，人体通过体表反应穴位跟外界沟通、从事信息交换，从而影响着人体健康。

关于人与地理之应方面的关系："窃闻上古圣人，仰观天文，俯察地理，以十干配而为五运，以十二支合而为六气。天以六方寓之，岁以六气纪之。以天之六气，加临于岁之六节，五行胜复盈亏之理，无有不验。"

又"相火之下，水气承之；水位之下，土气承之；土位之下，风气承之；风位之下，金气承之；金位之下，火气承之；君火之下，阴精承之"。

按地理分布六方，在岁时分为六气。天地左旋，六气右旋。六位之下，各有"己所不胜"者，承之于下。

文章解释说："厥阴司天，气从风化；少阴司天，气从热化；太阴司天，气从湿化；少阳司天，气从火化；阳明司天，气从燥化；太阳司天，气从寒化。"

因此，根据客气所临的脏位，就有了各种天气气候变化的推测。

文章说："厥阴司天为风化，在泉为酸化，岁运为苍化，间气为动化；少阴司天年为热化，在泉为苦化，岁运不司气化，间气为灼化；太阴司天为湿化，在泉为甘化，间气为柔化；少阳司天为火化，在泉为苦化，岁运为丹化，间气为明化；阳明司天为燥化，在泉为辛化，岁运为素化，间气为清化；太阳司天为寒化，在泉为咸化，岁运为玄化，间气为藏化。"

文章强调，根据岁气，来"采备气候所生化的药物"，因其能"得天地精专之气，故气全而力厚"。如果是"不属司岁之气生化的药物"，"其气散而不专"。所以非司岁和司岁的药物比较，形质虽同，却有等级上的差别，气味有厚薄之分，性能有躁静之别，疗效有多少不同，药力所及也有深浅之异。作为一名医术高超的医生，必须明了"六气所司"的气化，以及"五味、五色"的产生，与五脏之所宜。

说到气候和疾病流行关系，厥阴在泉之年，风气淫盛，则地气不明，原野昏暗不清，草类提早结实。人们多病洒洒然振栗恶寒，时喜伸腰哈欠，心痛而有撑满感，两侧胁里拘急不舒，饮食不下，胸膈咽部不利，食入则呕吐，腹胀，多嗳气，得大便或转矢气后觉得轻快好像病情衰减，全身沉重。

少阴在泉之年，热气淫盛，川泽中阳气蒸腾，阴处反觉清明。人们多病腹中时常鸣响，逆气上冲胸脘，气喘不能久立，寒热，皮肤痛，眼模糊，齿痛，目下肿，恶寒发热如疟状，少腹疼痛，腹部胀大。气候温热，虫类迟不伏藏。

太阴在泉之年，草类提早开花，湿气淫盛，则崦谷之间昏暗浑浊，黄色见于水位，与至阴之气色相交和。人们多病饮邪积聚，心痛，耳聋，头目不清，咽喉肿胀，喉痹，阴病而有出血症状，少腹疼痛，小便不通，气上冲头痛，眼如脱出，项部似拔，腰像折断，大腿不能转动，膝弯结滞不灵，小腿肚好像裂开样。

少阳在泉之年，火气淫盛，则郊野烟明，时寒时热，人们多病泄泻如注，下痢赤白，少腹痛，小便赤色，甚则血便，其余证候与少阴在泉之年相同。

阳明在泉之年，燥气淫盛，则雾气清冷昏暗，人们多病喜呕，呕吐苦水，常叹息，心胁部疼痛不能转侧，甚至咽喉干，面暗如蒙尘，身体干枯而不润泽，足外侧反热。

太阳在泉之年，寒气淫盛，则天地间凝肃惨栗，人们多病少腹疼痛牵引睾丸、腰脊，向上冲心而痛，出血，咽喉痛，颌部肿。

针对这样一些气候异常的药物调理和预防，文章举例说：

凡是在泉之气，风气太过而浸淫体内的，主治用辛凉，辅佐用苦味，用甘味来缓和肝木，用辛味来散其风邪；

热气太过而浸淫体内的，主治用咸寒，辅佐用甘苦，以酸味来收敛阴气，用苦味药来发泄热邪；

湿气太过而浸淫体内的，主治用苦热，辅佐用酸淡，用苦味药以燥湿，用淡味药以渗泄湿邪；

火气太过而浸淫体内的，主治用咸冷，辅佐用苦辛，用酸味来收敛阴气，以苦味药发泄火邪；

燥气太过而浸淫体内的，主治用苦温，辅佐用甘辛，以苦味泄下；

寒气太过而浸淫体内的，主治用甘热，辅佐用苦辛，用咸味以泻水，用辛味以温润，以苦味来巩固阳气。

文章进一步解释说，假如是：司天之气，风气淫胜，治以辛凉，佐以苦甘，以甘味缓其急，以酸味泻其邪；

热气淫胜，治以咸寒，佐以苦甘，以酸味收敛阴气；

湿气淫胜，治以苦热，佐以酸辛，以苦味药燥湿，以淡味泄湿邪；

如湿邪甚于上部而有热，治以苦味温性之药，佐以甘辛，汗解法恢复其常态而止；

火气淫胜，治以咸冷，佐以苦甘，以酸味收敛阴气，以苦味药发泄火邪，以酸味药复其真气，热淫与火淫所胜相同；

燥气淫胜，治以苦温，佐以酸辛，以苦味下其燥结；

寒气淫胜，治以辛热，佐以苦甘，以咸味药泄其寒邪。

文章关于"六气偏胜引起人体发病"等情况，这样解释说：

厥阴风气偏胜，发为耳鸣头眩，胃中翻腾混乱而欲吐，胃脘横膈处寒冷；人们多病胠胁气滞，化而成热，则小便黄赤，胃脘当心处疼痛，上支两胁，肠鸣飧泄，少腹疼痛，利下赤白。病甚则呕吐，咽膈之间膈塞不通。

少阴热气偏胜，则病心下热，常觉饥饿，脐下有动气上逆，热气游走三焦；人们病呕逆，烦躁，腹部胀满而痛，大便溏泻，传变成血痢。

太阴热湿偏胜，火气郁于内则蕴藏酿成疮疡，流散在外则病生于胠胁，甚则心痛，热气阻格在上部，所以发生头痛，喉痹，项强。

单纯由于湿气偏胜而内郁，寒迫下焦，痛于头顶，牵引至眉间，胃中满闷；多雨之后，湿化之象方始出现，少腹满胀，腰臀部重而强直，妨碍入房，时时泄泻如注，足下温暖，头部沉重，足胫浮肿，水饮发于内而浮肿见于上部。

少阳火气偏胜，热气客于胃，烦心，心痛，目赤，欲呕，呕酸，易饥饿，耳痛，小便赤色，易惊，谵妄；少腹疼痛，下痢赤白。

阳明燥金偏胜，则清凉之气发于内，左胠胁疼痛，大便溏泄，内则咽喉窒塞，外为疝；病胸中不舒，咽喉窒塞而咳嗽。

太阳寒气偏胜，发病为痔疮，疟疾，寒气入胃则生心病，阴部生疮疡，房事不利，连及两股内侧，筋肉拘急麻木，血脉凝滞，络脉郁滞充盈而色变，或为便血，皮肤因气血否塞而肿，腹中痞满，饮食减少，热气上逆，而头项巅顶脑户等处疼痛，目珠疼如脱出，寒气入于下焦，传变成为水泻。

文章解释说，治寒用热，治热用寒。

厥阴风木主气之时，其泻用酸，其补用辛；

少阴君火与少阳相火主气之时，其泻用甘，其补用咸；

太阴湿土主气之时，其泻用苦，其补用甘；

阳明燥金主气之时，其泻用辛，其补用酸；

太阳寒水主气之时，其泻用咸，其补用苦；

厥阴客气为病，补用辛，泻用酸，缓用甘；

少阴客气为病，补用咸，泻用甘，收用酸；

太阴客气为病，补用甘，泻用苦，缓用甘；

少阳客气为病，补用辛，泻用甘，软坚用咸；

阳明客气为病，补用酸，泻用辛，泄用苦；

太阳客气为病，补用苦，泻用咸，坚用苦，润用辛。

当问到"疾病发生和发展变化机理"时，文章解释说：

凡是风病，振摇眩晕，都属于肝。

凡是寒病，收引拘急，都属于肾。

凡是气病，喘急胸闷，都属于肺。

凡是湿病，浮肿胀满，都属于脾。

凡是热病，神志昏乱，肢体抽搐，都属于火。

凡是疼痛，瘙痒疮疡，都属于心。

凡是厥逆，二便不通或失禁，都属于下焦。

凡是痿证，喘逆呕吐，都属于上焦。

凡是口噤不开，鼓颔战抖，神志不安，都属于火。

凡是痉病，颈项强急，都属于湿。

凡是气逆上冲，都属于火。

凡是胀满腹大，都属于热。

凡是躁动不安，发狂越常，都属于火。

凡是突然发生强直，都属于风。

凡是因病有声，叩之如鼓，都属于热。

凡是浮肿，疼痛酸楚，惊骇不宁，都属于火。

凡是转筋反折，排出水液，都属于热。

凡是排泄的水液澄明清冷，都属于寒。

凡是呕吐酸水，急剧下利，都属于热。

关于药物"五味"属性的阴阳归纳，文章说：辛甘发散的属阳，酸苦涌泄的属阴，咸味涌泄的属阴，淡味渗泄的属阳。

从治法上还有反治，热因寒用，寒因热用，塞因塞用，通因通用。

关于药物通常的作用部位，文章指出，大凡五味入胃后，各归入所喜的脏。所以酸味先入肝，苦味先入心，甘味先入脾，辛味先入肺，咸味先入肾。

根据病之所在，在内的治内，在外的治外。在表的汗之，在里的下之。

总体原则，根据气候寒热温凉的不同属性，采用相关药物来对抗和衰减其所属的病痛。

第十四章　古代中药研究的重要成果

《神农本草经》是第一部中药专著，成功筛选收载基本药物大约三百六十五味（至今没有发现原著，都是传抄本），包括草药、动物药、植物药、矿物药等，全部是从"原生态"角度收藏和评价每一味中药的性能、功效和治病作用。

从文字本身去分析，目前所能看到的治病范围，可能在历史上有不少后来学者的补充。因为原著已经失传很早，后人只能从后世一些其他作品中来转抄，增加了个人一些观点，所以不能知晓和了解真正原著的原貌。特别是"性味"即"阴阳属性"评价上，被后人多次改动，文字中有前后明显不够统一的痕迹，很多文字处理有让人不解的解释。

举例说，"柴胡，味苦平"，在"小柴胡汤"中用量很大，其治"少阳证"是一个病邪开始传变到"半表半里"，寒邪开始从里出表，表现为"邪热"较盛，热伤肺的时候，柴胡若是"苦平"，半苦不苦，倒是不如说它"酸平"，半酸不酸。酸补肺，正好符合"火热刑金"的病理需要。"见心之病，知心传肺，当先实肺"，所以从"小柴胡汤"用法上可以断定它"酸平"较好，而后世又不断增加说"柴胡辛平""柴胡苦平"，到底谁的说法是原作者的话，难以考证。

《神农本草经》评价药性，用字很少，单刀直入，不像后世又是苦又是酸又是辛，还有很多不确定的评价。这是因为，每一味药物属性需要跟"专属"性味有关。比如说，柴胡苦平，就属于"苦味药"，属"水性"。柴胡酸平，就属于"酸味药"，属"金性"。柴胡辛平，就属于"辛味药"，属"木性"。这样的界定，才能跟《黄帝内经》"肝苦急，急食甘以缓之"之类一致，所以《神农本草经》介绍药物性味都很简洁、明快、单纯。

"基本药物五行代码"在"归经"这一事关中医药发展的问题上，现行教科书以为"归经"是药物"四气五味""升降浮沉"之外的一个属性问题，这种认识是错误的。应该说，无论讲药物的有效成分，还是药物的"四气五味""升降浮沉"，最终都要归纳到一个"归经"的认识上，最后才有药物的"五行代码"。这些都体现在《神农本草经》这本书的基本写作精神和指导思想上，最早阐述这方面内容的是殷商时期伊尹所著的《汤液经法》一书。

在《灵枢经》"本输"也就是"基本穴位"概念之下，通过55个穴位定位来对所属部位进行属性上的定性。体检中发现的某一部位的穴位反应，就可以明白其反应穴位基本属性，这也是基本药物"归经"思想的最早记载。

"本输"（基本穴位）的基本概念和部位，记录如下：

肺手太阴经脉：少商，手大指端内侧，为井木；鱼际，手鱼也，为荥火；太渊，鱼后一寸陷者中也，为输土；经渠，寸口中也，为经金；尺泽，肘中之动脉也，为合水。

心手少阴经脉：少冲，手小指之端也，为井木；少府，掌后四五指间后二寸，为荥火；神门，尺侧掌后两筋之间，为输土；阴郄，尺侧掌后一寸五分两筋之间，为经金；少泽，肘内肘尖陷中，为合水（按：十一脏无此一经，故加）。

心包络手厥阴经脉：中冲，手中指之端也，为井木；劳宫，掌中中指本节之内间也，为荥火；大陵，掌后两骨之间方下者也，为输土；间使，腕后三寸两筋之间也，为经金；曲泽，肘内廉下陷者之中也，为合水。

肝足厥阴经脉：大敦，足大趾之端，为井木；行间，足大趾间也，为荥火；太冲，行间上二寸陷者中也，为输土；中封，内踝之前一寸半陷者中，为经金；曲泉，辅骨之下，大筋之上，为合水。

脾足太阴脉经：隐白，足大趾之端内侧也，为井木；大都，本节之后下陷者中，为荥火；太白，腕骨之下，为输土；商丘，内踝之下陷者中，为经金；阴陵泉，辅骨之下陷者中，为合水。

肾足少阴经脉：涌泉，足心也，为井木；然谷，然骨之下，为荥火；太溪，内踝之后跟骨之上陷中，为输土；复溜，上内踝二寸，为经金；阴谷，辅骨之后大筋之下小筋之上，为合水。

膀胱足太阳脉经：至阴，足小趾之端，为井金；通谷，本节之前外侧也，为荥水；束骨，本节之后陷者中，为输木；京骨，足外侧大骨之下，为原木；昆仑，在外踝之后跟骨之上，为经火；委中，腘中央，为合土。

胆足少阳脉经：窍阴，足小趾次趾之端也，为井金；侠溪，足小趾次趾之间也，为荥水；临泣，上行一寸半陷者中，为输木；丘墟，外踝之前下陷者中，为原木；阳辅，外踝之上辅骨之前，为经火；阳之陵泉，在膝外陷者中，为合土。

胃足阳明经脉：厉兑，足大趾内次趾之端也，为井金；内庭，次趾外间也，为荥水；陷谷，上中指内间上行二寸陷中，为输木；冲阳，足跗上五寸陷者中，为原木；解溪，上冲阳一寸半陷中，为经火；三里，膝下三寸胻骨外，为合土。

三焦手少阳经脉：关冲，手小指次指之端也，为井金；液门，小指次指之间也，为荥水；中渚，本节之后陷中，为输木；阳池，在腕上陷中，为原木；支沟，上腕三寸两骨之间陷中，为经火；天井，在肘外大骨之上陷中，为合土。

小肠手太阳经脉：少泽，小指之端也，为井金；前谷，在手外廉本节前陷中，为荥水；后溪，在手外侧本节之后，为输木；腕骨，在手外侧腕骨之前，为原木；阳谷，在锐骨之下陷中，为经火；小海，在肘内大骨之外去端半寸陷中，为合土。

大肠手阳明经脉：商阳，大指次指之端，为井金；二间，本节之前，为荥水；三间，本节之后，为输木；合谷，在大指歧骨之间，为原木；阳溪，在两筋间陷中，为经火；曲池，在肘外辅骨陷中，为合土。

作为临床医生辨证施治而设置的"理论框架"，以上是《灵枢经》有关人体横的线条划分，即"本输"节段性属性划分，纵的线条即为十二经脉循行所过。它们设置的意义，不单是穴位外治的某些理论指导，更是"处方用药"方面的"属性"参考依据。其中文字内容主要阐述了三方面概念：

第一，"井荥输（原）经合"代表和反映了"经气"（穴位反应精微之气）从形成到增大汇合成溪流的一般演变过程，给人"阶段阴阳"的概念。人体在病理生理情况下，才有"腧穴"产生。"井"当"市井"讲，如集市一样，东西南北四方汇聚在一起的意思；"荥"意思是很细小的溪水，"输"是溪水集中起来注输到体表形成"腧穴"的样子，"经"是溪流增大形成径路的样子，"合"是众多溪水汇合成川流的样子。

在这里，古人应用溪流成河来比喻经脉"腧穴"形成的基本原理，说明疾病在轻浅的时候反应轻微，病情加重，反应就会逐渐加深加大，最终有了"经脉"的概念出现。

第二，"金水木火土"与"木火土金水"是数字符号，但它们有"相生"和"相克"的属性特征，它们通常都要跟药物属性联系在一起。在"井"这个层面，"阴阳"两个数字符号，分别为"金"与"木"，金与辛的属性一致，木与酸的属性一致，所以它们在一起的时候，就有相互对立，又相互制约的作用。其余"五行"数码编排意义相同，表明同一层面的表里两个穴位，本身就有相互调节治疗的作用，同样引申换算为"药物属性"和"药物配伍"，其中含义和临床意义，同样表明"属性"上"辛"与"酸"就有相互对立，又相互调节的作用，所以"查体医疗"要建立"本输""本草""本藏""本经"的理论体系。

第三，"本输"为药物配伍选择提供客观依据。在体检过程中，如果某一部位出现了反应，可根据反应远近高下部位以及浅深层次选取不同属性或者相同属性的药物，所以"查体医疗"和"归经用药"必须了解和紧紧依靠穴位反应处方用药。

以下是《汤液经法》所载"五行"用药标本式。

味辛皆属木，琅玕、桂枝为木中木，龙骨、椒为木中火，黄土、干姜为木中土，砒石、细辛为木中金，阳起石、附子为木中水；

味咸皆属火，磁石、旋覆为火中火，寒水石、大黄为火中木，余粮、泽泻为火中土，芒硝、厚朴为火中金，硝石、葶苈为火中水；

味甘皆属土，赤石脂、人参为土中土，云母、甘草为土中木，石英、大枣为土中火，石膏、麦冬为土中金，乳石、茯苓为土中水；

味酸皆属金，白矾、五味为金中金，石绿、枳实为金中木，石胆、豆豉为金中火，硫黄、芍药为金中土，皂矾、山药为金中水；

味苦皆属水，滑石、地黄为水中水，代赭石、黄芩为水中木，丹砂、黄连为水中火，雄黄、白术为水中土，堊土、竹叶为水中金。

在《神农本草经》一书中，古人注意到，用药治病特别是"毒药"治病是很危险的，所以就有了"上、中、下"三品药的概念出现。上品是用来保养，滋补身体用的，中品和下品是用来配合穴位治病的，特别是下品，就像现在市场上流行的各种药品，大多被古人列入下品之中，不可滥用。现在西药几乎都是毒性很大的药品，长期使用会给人造成很大伤害。

古代人体有病主要靠穴位调理，其次才是药物调理。从开发药物资源来说，很多药物在属性上是相近的，治病效果上差不多，可以互济互用，所以需要排队，找出几个排头来。这就叫"本草"，也就是"基本药物"。书中特别提到，大凡功用相似的同类药都要进行再分类，区别使用，这些都是我们今天需要学习借鉴的地方。

所谓"药物归经"，就是药物使用要跟"腧穴反应"的经络理论相配套。鉴于此，到殷商时期就有一本名叫《汤液经法》的书问世。按照"药物归经"的说法，每一味药物的挑选，要跟肘膝以下"五输穴"属性挂钩。找到了疾病的反应穴位，就链接到需要处方配伍的中药。

现存医药资料可以看到陶弘景为之写的"序言"，对其解释颇多。有三点，是需要记住的。一是，按照药品个性上的特殊性，药物分成上、中、下三品。上品用以补养身体，服用比较安全。中品有某些小毒，但也不是很严重，平时用于代替穴位来进行疾病反应的阴阳调节。下品是有剧毒的，许多很严重的毒性会给生命造成伤害，碰到难以治愈的疾病反应才可以使用。对于大毒之品，使用时必须经过炮制，用一些属性上有对抗作用的药物去减轻它的毒性，制约它的副作用。

二是，金石药的开发运用。在人类的疾病中，许多来自季节气候异常的疾病，有些由于严重体力不支，阴阳失调，病毒细菌会在体内异常猖獗，以至于平常的草药容易排泄，血容量饱和度不足，或者很快排泄，所以选择了疗效稳定、持久的金属类矿石药。反复加工中又发现了许多未知的成分，这就是"炼丹术"。寻找这样一些毒性小，性质稳定，作用好的"金石药"，一时间在历史上形成一个潮流。同样，这一"炼丹术"工作的开展，分化出了更多的药物炮制生产工艺，对成品药的加工提供了有利条件。

三是，天然药物属性上的特殊用法。药物都有"趋病性"，金元以后出现了"引经药"的说法，也就是"靶向用药"，现在还能看见金元时期有一种"药类法象"的概念。调节不同气候时期的疾病反应，药物被赋予"人性化"的对抗观察之中。所谓"升降浮沉"，有些药物作用善于发散，有的善于攻下；有的具有升浮功效，有的具有沉降功效；有的善于走血分，有的善于走气分，这就是后来的"引经药"概念。后世有人不断发挥，"引经药"理论和概念更加丰富。

在这里，有一个药物主治、功能范围和适应病种问题，必须认真加以研究和了解。事实上人体患病病情很复杂，药物的性味也很复杂，单靠一种解释是不能够把药物治病范围说清楚的。以针灸书上穴位治病为例，某穴治某某病等，其实都只能是举例。药物也一样，所谓的治病范围、适应证，都只能是举例。

《神农本草经》作为第一个和最早的药物学专著，许多写法和内容安排，具有示范性。要想把一个药物使用好，在掌握穴位属性基础上，从归经方面先选定它，再从属性中去筛选排查它，再去主治范围中去挑选它。同样一个反应穴位，可以被选择的药物可能有数十种，用时可以随时随地，挑选最贴切病情的药物。双轨选择，双轨思路，这就是《神农本草经》为后人立下的用药规矩。在开发药物市场时，千万要小心，千差万别的药性，都只能在跟穴位属性相对应的研究中，灵活看待它们的治病作用。

《本草经集注》为南北朝时期道家药物学家陶弘景所著，是距离我们今天比较早的药物学著作之一，收载药物730种。他了解药物属性方面有许多过人之处。他的道学文化直接渗透进了药物学著作之中，带给我们当时许多"易学"哲学思想。不足的是，忘记了药物治病本身，是替代"穴位反应"调理作用的根本，背离了一小部分《神农本草经》作者的创作原意，在"基本药物"这一概念上没有体现出来。优点是结合当时的许多记载和治病经验，扩展了治病范围，有意无意地增加了许多新药。后世许多著作，比如《证类本草》就沿袭了他的很多做法。他的"诸病通用药"总结为很多著作所引用，是其首创。

《本草纲目》是大家都比较熟悉的药物学专著，收载药物1892种。现在看来，《本草纲目》轻视了"药物归经"这样一个根本，杂七杂八的全都收载进来，连同他的《濒湖脉学》之应用价值，看似内容丰富，其实是弄巧成拙，有损《神农本草经》所树立的"基本药物"典范。《本草纲目》的贡献，在于把许多可能失传的药物学方面的资料保存下来，或者在于是一个系统的整理，作为翻阅资料的工具书是无可厚非的。但从药物学发展来说，背离"简约发展"的主流思想，导致《本草纲目》之后，药物学研究一直是"新药开发"，越发走向一个杂乱无章的开发之路。

第十五章 "药类法象" 与 "中药归经" 研究

"药物法象"，是尊崇大自然规律，将药物属性跟地理、跟天体大自然属性结合在一起，从而掌握药物使用规律的一种说法。金元医家李东垣，在他的老师张元素学术思想影响下，对《黄帝内经》时期"药物归经"理论做了进一步的阐述。在他的医学思想影响之下，出现了一个中华医药的空前盛世。

《黄帝内经》最早关于药物属性的解释是，"水为阴，火为阳；阳为气，阴为味"。意思是，从药物治病来说，首先就是要明确每一味药物的性味属性。它的属性方面的"气和味"，通常被称之为"四气、五味"，其中"阳为气，阴为味"。

"五味"是人体所需要的营养物质，是有形物质，可以补充人体所需要的营养物质。因为有了有形物质的支持人体才会产生一种被称之为"气"的物质功能，所以叫"形归气"。气的物质经过多个脏腑的运化转化为人体所需要的精微物质的"精气"。所以叫"气归精"。在此基础上，精气又能参与精微物质的转化，进而转变成一种能量储存下来以满足人体需要。同样地，精气利用气的作用从精微物质转化而来，补益人体的营养物质依靠药物本身所具有的特殊性味功能所产生。由人体营养物质化生精气，机体化生的精气又被利用到人体各个部位维持正常生命活动。

从药物发挥作用和药代动力学来讲，它们都各自有一定的作用部位和功能发挥方向。从药物属性上说，味厚者为阴，薄为阴之阳。气厚者为阳，薄为阳之阴。由于药物不同属性上的原因，不同属性的药物产生的疗效和发挥的功能不同，归纳一下就是：味厚则泄，薄则通；气薄则发泄，厚则发热。要记住，过多地使用热性药物反而会破坏人身的阳气，恰当地使用温热药物才会起到应有的作用。适量地使用壮阳之类补益性的药物，才有利于人体的健康，才能起到补益壮阳的作用。从药物的属性的主要方面来看，体现在"气"和"味"的不同属性本质方面，通常用"气味"概括。从作用趋向和气味阴阳来说，用一句话来归纳，那就是"辛甘发散为阳，酸苦涌泄为阴"。

因此，古人总结了这样的药物、食物、蔬菜、瓜果、肉类的使用归类基本模式，按照五脏属性，对应药物属性，可采用包括"药、食、畜、果、菜"等几方面来进行调理。

肝色青，宜食甘，粳米、牛肉、大枣、葵菜皆甘。心色赤，宜食酸，小豆、犬肉、李梅、韭菜皆酸。肺色白，宜食苦，小麦、羊肉、杏子、小薤皆苦。脾色黄，宜食咸，大豆、猪肉、板栗、藿香皆咸。肾色黑，宜食辛，黄黍、鸡肉、桃子、大葱皆辛。

在古籍中，我们还可以看到这样一些关于"归经"的解释，比如"喜、恶"的解释，"欲、畏、反"的解释，"善""入""走"的解释等，这些都在用以解释药物进入体内作用趋向有关的情况。

为了继承、传播和补充李东垣《药类法象》一书的不足，我们对最常用的"基本药物"涉及"归经"方面的"性味属性"和"五行代码"进行了重新整理和定正。它们分别是：

1. "风、升、生"类

防风甘辛温手太阳经土中木

升麻酸苦甘微寒手阳明经金中木

羌活辛甘苦微温足太阳经木中土

独活辛苦甘微温足少阴经木中水

柴胡酸苦平微寒足厥阴经金中木

前胡苦甘辛微寒手太阴经水中土

葛根甘平微寒足阳明经土中木

威灵仙辛咸温足太阳、少阴木中金

细辛辛温小毒足少阴经木中金

白芷辛甘温手阳明经木中土

桔梗苦辛微寒手阳明经水中木

牛蒡子辛苦微寒手太阴经木中火

藁本辛苦温足太阳经木中水

川芎辛温足厥阴经木中火

蔓荆子辛甘微寒手厥阴经木中金

秦艽辛苦微温手太阳经木中金

赤箭辛甘微寒手厥阴经木中木

天麻甘微寒足厥阴经木中木

麝香辛微苦温手少阴经木中木

菖蒲辛苦温手少阴经木中木

麻黄辛苦温手太阴经木中水

荆芥穗辛微温手太阳经木中火

薄荷辛微温手少阳经木中木

龙脑香辛苦微寒手厥阴经木中木

苏合香辛温足厥阴经木中木

檀香辛温手厥阴经木中木

禹白附辛甘温足阳明经木中土

2. "热、浮、长"类

黑附子辛热足少阴经木中水

川乌头大辛大热足少阴经木中水

肉桂辛大热足少阴经木中木

桂枝辛甘温手少阴经木中木

鹿茸甘辛咸温足少阴经火中火

淫羊藿辛甘微寒足少阴经木中水

木香辛苦温手少阳经木中土

丁香辛温手厥阴经木中火

白豆蔻辛温手厥阴经木中土

草豆蔻辛温足阳明经木中土

肉豆蔻辛甘温足阳明经木中土

益智仁辛温足阳明经木中火

川椒辛热手厥阴经木中火

缩砂仁辛温足阳明经木中火

干姜辛热足太阴经木中土

延胡索苦辛温手厥阴经水中火

干生姜辛温手厥阴经木中土

良姜辛热手厥阴经木中土

吴茱萸辛苦热足厥阴经木中火

厚朴咸辛苦温太阴经火中金

茴香辛热足少阴经木中土

潼蒺藜咸甘温足少阴经火中火

红花辛温足厥阴经木中木

3. "湿、化、成"类

人参甘微寒足阳明经土中土

西洋参甘微苦微寒手少阴经土中土

黄精甘微苦微寒足阳明经土中土

党参甘温手少阳经土中火

黄芪甘微温足少阳经土中木

甘草甘平手少阴经土中木

大枣甘温足太阴经土中火

龙眼肉甘温足太阴经土中土

蜂蜜甘微寒手太阴经土中土

当归甘苦辛温足厥阴经木中金

熟地黄苦甘微寒足少阴经水中水

半夏辛温足少阳经木中土

天南星辛苦温足厥阴经木中土

山药酸甘微寒足厥阴经金中水

杜仲苦甘辛微温足太阴经水中土

续断苦辛微温足厥阴经水中土

补骨脂辛苦温足厥阴经木中水

菟丝子甘温足太阴经木中水

鹿角胶咸甘温足少阴经火中火

鹿角霜咸温足少阴经火中火

紫河车咸甘温足少阴经土中土

白术苦甘温足太阴经水中土

苍术辛苦温足太阴经木中土

橘红辛温手少阳经木中土

青皮酸苦辛微寒足太阴经金中木

枳壳酸微寒足太阴经金中木

枳实酸苦微寒足太阴经金中木

香薷辛咸微温手太阴经木中火

藿香咸辛微温手厥阴经火中火

佩兰辛微温手厥阴经火中火

槟榔辛苦温足少阳经木中金

蓬莪术咸辛苦微温足太阴经金中土

京三棱酸苦辛微寒足太阴经金中土

阿胶甘微咸微温手太阴经金中金

诃子酸苦微温手阳明经金中火

山茱萸酸微苦微温足厥阴经金中金

桃仁苦辛微寒足厥阴经水中土

杏仁苦微温手太阴经水中木

大麦酸甘咸微温手阳明经金中火

神曲酸甘辛微温手阳明经金中火

紫草咸甘酸微寒足太阴经火中金

4. "燥、降、收"类

茯苓甘平微寒足太阴经土中水

猪苓甘微苦足少阴经土中水

琥珀甘微温手阳明经土中水

泽泻咸甘寒足少阴经火中水

滑石甘寒足少阴经水中水

瞿麦苦甘寒手太阳经水中金

车前子咸甘微寒手太阳经火中土

木通苦甘寒足太阳经水中金

通草甘微寒手太阴经土中水

灯草甘微寒手太阳经土中水

竹叶苦寒足太阳经水中金

竹茹微苦甘微寒手太阴经水中金

竹沥微甘苦寒手厥阴经水中金

五味子酸微温手太阴经金中金

白芍药酸苦微寒足厥阴经金中土

赤芍药酸苦微寒足厥阴经金中土

桑白皮甘微寒手太阴经金中金

全瓜蒌酸苦甘微寒手厥阴经金中金

麦门冬甘微寒手太阴经土中金

天门冬甘微苦微寒手阳明经土中金

犀角酸咸寒足少阴经金中土

乌梅酸微温手厥阴经金中金

牡丹皮苦甘微寒足厥阴经水中火

地骨皮苦咸寒足少阴经水中水

白鲜皮苦甘咸寒手太阴经水中土

连翘苦微寒手太阴经水中木

5. "寒、沉、藏"类

大黄咸寒太阴、阳明经火中木

黄柏咸苦寒足少阴经火中木

黄芩苦寒手太阴经水中木

黄连苦寒手少阴经水中火

石膏甘辛寒足阳明经土中金

草龙胆苦寒足厥阴经水中木

生地黄苦甘寒手阳明经水中水

枸杞子甘微酸微寒手阳明经水中水

知母苦寒太阴、阳明经水中水

川贝母苦甘微寒手太阴经水中金

浙贝母苦微寒手厥阴经水中金

百合甘微寒手太阴经土中金

桔梗苦辛微寒手太阴经水中木

石斛甘微寒足阳明经土中土

北沙参苦甘辛微寒手太阴经水中金

玉竹甘咸微寒手阳明经土中金

女贞子苦甘微寒手阳明经水中金

旱莲草甘酸寒手太阴经金中金

汉防己苦辛寒足太阴经水中水

茵陈蒿苦辛微寒手太阳经水中木

朴硝咸寒足太阴经火中金

芒硝咸寒足太阴经火中金

硝石咸寒足阳明经火中水

瓜蒌根苦寒足太阴经水中火

牡蛎咸微寒手少阳经火中金

元参咸苦甘微寒足少阴经火中火

地榆苦酸微寒手太阴经金中土

椿根白皮苦酸寒足厥阴经金中土

槐花苦微寒手太阳经水中火

川楝子苦寒足厥阴经水中木

山栀子苦寒足少阴经水中火

香豆豉酸微温手少阳经金中火

《别录》常用药物：

朱砂甘微寒手少阴经水中火

赤石脂甘温手阳明经土中土

龙骨甘涩微寒手少阴经木中火

龟板咸微酸微寒足少阴经火中火

鳖甲甘咸寒足太阳经火中金

罂粟壳酸温手阳明经金中火

五倍子酸寒手太阴经金中木

覆盆子酸甘微温手阳明经金中水

金樱子酸微温手阳明经金中金

桑螵蛸甘咸微温足太阳经火中火

海螵蛸咸微温足太阳经火中水

磁石咸辛寒足少阴经火中火

代赭石苦咸寒足太阳经水中木

羚羊角苦咸辛寒足厥阴经水中火

牛黄苦甘微寒手少阴经水中木

地龙咸寒足太阳经火中木

僵蚕咸微酸微寒足太阳经火中水

全蝎辛咸小毒微寒足阳明经木中金

合欢皮甘微温手少阴经土中木

冬虫夏草甘微寒手太阴经土中土

太子参苦甘微寒手少阴经土中金

莲子甘微苦微寒手少阴经土中金

芡实甘微温足少阴经土中土

何首乌苦甘微寒足少阴经水中水

首乌藤甘微寒手少阴经水中木

钩藤甘微寒手厥阴经金中木

紫苏辛温手太阴经木中木

紫苏子辛微温手厥阴经木中木

莱菔子辛温手太阴经木中土

鸡内金咸甘微温手厥阴经火中土

苍耳子辛苦温手少阳经木中金

辛夷辛微温手少阳经木中木

蝉蜕甘咸寒手厥阴经金中火

桑叶甘寒手太阴经土中金

百部苦甘微温足厥阴经水中金

远志辛苦温足厥阴经木中金

紫菀辛苦甘微温足厥阴经木中金

款冬花苦甘辛微温足厥阴经土中金

野菊花苦微寒足厥阴经水中木

芦根甘寒足阳明经土中金

淡竹叶苦甘淡寒手太阴经水中金

夏枯草苦辛寒手少阴经火中火

罗布麻苦甘微寒手厥阴经水中土

决明子苦甘咸寒手少阳经火中木

石决明咸寒足少阳经火中木

珍珠母咸寒足太阳经火中金

苦参苦寒手少阴经水中火

金银花苦甘微寒手阳明经水中木

银柴胡苦甘微寒足厥阴经金中木

胡黄连苦微寒手太阳经水中土

秦皮苦寒手厥阴经水中火

穿心莲苦寒足阳明经水中火

大青叶苦咸寒手少阴经水中火

板蓝根咸甘苦微寒阳明经火中水

青黛苦咸寒手厥阴经火中木

黄药子酸苦微寒有毒足少阴经金中土

海藻咸寒足少阴经火中水

昆布咸寒足少阴经火中水

贯众苦微寒足厥阴经水中金

蒲公英苦甘微寒手太阳经水中木

紫花地丁苦辛寒手少阴经水中金

漏芦苦辛微寒手太阳经水中金

土茯苓甘咸微寒足阳明经火中土

鱼腥草咸辛甘微温手少阴经火中火

败酱草咸甘苦微寒手太阳经金中土

鸡血藤苦咸微寒足厥阴经水中水

射干苦寒手少阴经水中木

马勃咸辛寒手少阴经火中火

山豆根苦咸寒手少阴经水中土

白薇酸苦咸微寒手太阴经水中水

白头翁苦甘微寒手阳明经水中火

白花蛇舌草苦甘寒手太阳经水中土

重楼（蚤休）苦辛微寒足太阴经水中土

蛤蚧咸微寒足太阳经火中金

拳参苦酸微寒手太阴经水中木

青蒿苦寒手厥阴经水中木

酸枣仁酸甘微温足厥阴经金中金

郁李仁酸微寒手太阴经金中水

火麻仁酸甘微寒手太阴经金中土

柏子仁甘平微温手阳明经土中木

松子仁甘平微温手阳明经土中木

白花蛇辛咸大热有毒手太阳经木中金

乌梢蛇辛甘热太阳经木中水

蜈蚣辛温有毒足厥阴经木中金

京大戟咸苦辛寒太阴经火中土

甘遂咸苦辛寒有毒太阴经火中土

芫花咸辛微温有毒太阴经火中土

商陆咸甘寒有毒太阴经火中土

巴豆咸辛热有毒厥阴经火中金

牵牛子咸苦辛寒有毒足阳明经火中土

芦荟苦咸寒足太阴经水中火

木瓜酸温手太阴经金中水

桑枝甘微寒手阳明经水中木

络石藤苦辛微寒少阴经水中水

五加皮辛苦微温厥阴经木中水

桑寄生辛甘微寒手阳明经水中土

狗脊苦甘温足少阳经木中水

伸筋草苦辛温手少阳经水中木

豨莶草酸苦辛温足太阴经金中木

雷公藤苦辛微寒足厥阴经水中水

薏苡仁甘微寒太阴经土中水

白扁豆甘微温足太阴经土中水

地肤子苦酸辛寒足太阳经金中水

海金沙咸甘寒足太阳经土中水

石韦苦甘微寒手太阳经水中金

金钱草苦酸甘微寒手太阳经金中木

虎杖苦微寒手太阳经水中土

萆薢苦平微寒足太阳经水中土

沉香辛苦微温足少阴经木中水

乌药辛温手厥阴经木中土

香附子辛苦甘微温手厥阴经木中土

薤白辛苦温手少阴经木中火

荔枝核苦辛温足厥阴经水中木

佛手辛苦温足阳明经木中土

香橼辛苦温足阳明经木中土

大腹皮辛微温足太阴经木中水

柿蒂苦温足阳明经水中火

山楂酸甘微温手厥阴经金中木

使君子甘温手阳明经土中金

苦楝皮苦寒有毒足太阴经水中火

榧实甘微温足阳明经土中火

南瓜子甘微温足阳明经土中火

仙鹤草苦微寒手少阴经水中水

雷丸苦寒足太阴经水中火

大戟咸苦甘寒足少阴经火中土

大小蓟苦甘微寒手太阴经金中土

艾叶苦咸温手少阳经水中火

侧柏叶苦微寒手太阴经金中土

白茅根甘微寒手阳明经土中金

广三七咸甘苦温手少阳经火中木

茜草苦寒足少阴经水中水

蒲黄甘微寒手少阳经土中土

藕节甘微寒手厥阴经土中金

棕榈苦微寒足少阴经水中水

血余炭苦微温手阳明经金中火

灶心土辛温手厥阴经木中土

白及苦微寒手太阴经水中土

郁金苦辛寒足少阴经水中木

姜黄苦辛温足厥阴经水中木

乳香辛苦温手厥阴经火中木

没药辛苦微温手厥阴经火中木

丹参苦微寒手厥阴经水中水

益母草苦辛微寒足厥阴经水中水

牛膝酸苦微寒足少阴经金中水

鸡血藤苦甘温足厥阴经水中水

蟾酥辛有毒温足少阳经木中火

蜂房甘微寒手阳明经火中水

土鳖虫咸寒有毒足少阴经火中金

马钱子苦寒大毒足太阴经水中火

皂荚辛咸温手厥阴经木中火

水蛭咸苦小毒足太阴经火中木

穿山甲咸温足厥阴经火中金

五灵脂甘苦咸温足厥阴经土中火

泽兰苦辛微温足厥阴经水中土

王不留行苦微温手厥阴经水中金

自然铜辛微寒手厥阴经金中水

骨碎补苦温足少阴经水中水

巴戟天辛甘微温足厥阴经木中水

仙茅辛甘有毒热足少阴经木中水

肉苁蓉咸甘温足少阴经火中火

血竭甘咸微温足厥阴经火中木

白芥子辛温足阳明经木中金

蛇床子辛苦温足少阳经木中水

旋覆花咸苦辛微温足少阴经火中火

葶苈子咸苦辛寒足少阴经火中水

青礞石咸微寒足少阴经火中木

海蛤壳咸微寒手厥阴经火中水

海浮石咸微寒手厥阴经火中水

马兜铃苦微辛寒手厥阴经水中金

枇杷叶苦微寒手厥阴经水中金

白果酸苦甘微温手阳明经金中金

白前甘酸微温手阳明经金中火

前胡苦辛微寒手太阴经水中土

刺蒺藜辛苦微温足太阳经木中金

硫黄酸有毒温足少阳经金中土

雄黄苦辛有毒温足厥阴经水中土

白矾酸寒足太阴经金中金

炉甘石甘温手阳明经土中木

皂角仁辛温手厥阴经木中火

胖大海甘寒足阳明经火中木

天竺黄苦甘寒足厥阴经水中金

第十六章　五脏补泻用药方剂解读

一、肝病

从病候上说，肝病所具有的临床表现分虚实两种。实证出现的症状，主要是"两胁下痛引少腹，令人善怒"。虚证出现的症状，主要是"目䀮䀮无所见，耳无所闻，善恐，如人将捕之"。如气机不畅还会出现头痛，以及"耳聋不聪、颊肿"等。在治疗上，除了可以考虑取足厥阴与足少阳经脉的反应穴位外治，还有中药调理的"分经用药"用药模式。须记住如下方剂，以便使用。

小泻肝汤治肝实，两胁下痛，痛引少腹，迫急者方。

枳实（熬）　芍药　生姜各三两　以清浆水三升，煮取一升，顿服之。不瘥，即重作服之。

大泻肝汤治头痛，目赤，多恚怒，胁下支满而痛，痛连少腹，迫急无奈者方。

枳实（熬）　芍药　生姜各三两　黄芩　大黄（炙）　甘草　以水五升，煮取二升，分两次温服。

小补肝汤治心中恐疑，时多噩梦，气上冲心，越汗出，头目眩晕者方。

桂枝　干姜　五味子各三两　大枣十二枚（去核）　以水八升，煮取三升，温服一升，日三服。

心中悸者，加桂枝一两半；冲气盛者，加五味子一两半；头苦眩者，加白术一两半；干呕者，去大枣，加生姜一两半；中满者，去枣；心中如饥者，还用枣；咳逆，头苦痛者，加细辛一两半；四肢冷，小便难者，加附子一枚，炮。

大补肝汤治肝气虚，其人恐惧不安，气自少腹上冲咽，呃声不止，头目苦眩，不能坐起，汗出，心悸，干呕，不能食，脉弱而结者方。

桂心　干姜　五味子各三两　旋覆花　代赭石（烧）　竹叶各一两　大枣十二枚（去核）　以水一斗，煮取四升，温服一升，日三夜一服。

二、心病

从病候上说，心病所具有的临床表现分虚实两种。实证出现的症状，主要是"胸中痛，胁支满，胁下痛，膺背肩胛间痛，两臂内痛"。虚证出现的症状，主要是"胸腹大，胁下与腰相引而痛"。在治疗上，除了可以考虑取手少阴与手太阳经脉的反应穴位针刺调理外，还可以配合药物治疗。须记住如下方剂，以便使用。

小泻心汤治心中卒急痛，胁下支满，气逆攻膺背肩胛间痛，不可饮食，饮食反笃者方。

龙胆草　栀子（打）各三两　戎盐如杏子大三枚（烧赤）　以酢三升，煮取一升，顿服。少顷，得吐则瘥。

大泻心汤治暴得心腹痛，痛如刀刺，欲吐不吐，欲下不下，心中懊恼，胁背胸支满，腹中迫急不可奈者方。

龙胆草　栀子（打）各三两　苦参　升麻各二两　豆豉半升　戎盐如杏子大三枚烧赤　以酢六升，先煮前五味，得三升许，去渣，内戎盐，稍煮待消已，取二升，服一升，当大吐，吐已必自泻下，即瘥。

小补心汤治胸痹不得卧，心痛彻背、背痛彻心者方。

栝蒌一枚捣　薤白八两　半夏半升　洗去滑　以白酨浆（江米酒又名白

酒）一斗，煮取四升，温服一升，日再服。

大补心汤治胸痹，心中痞满，气结在胸，时从胁下逆抢心，心痛无奈者方。

栝蒌一枚 捣 薤白八两 半夏（洗去滑）半升 枳实（熬） 厚朴（炙）各二两 桂枝一两 以白畿浆（江米酒）一斗，煮取四升，温服二升，日再服。

三、脾病

从病候上说，脾病所具有的临床表现分虚实两种。实证出现的症状，主要是"身重，觉得饥饿心慌，肌肉萎缩，容易转筋，脚痛抬不起步，难行走"。虚证出现的症状，主要是"腹满，肠鸣飧泄，食不化"。在治疗上，除了可以考虑取足太阴、足阳明经脉的反应穴位针刺调理外，还可以配合药物治疗。须记住如下方剂，以便使用。

小泻脾汤治脾气实，下利清谷，里寒外热，肢冷，脉微者方。

附子（炮）一枚 干姜 甘草（炙）各三两 以水三升，煮取一升，顿服。

大泻脾汤治腹中胀满，干呕，不能食，欲利不得，或下利不止者方。

附子（炮）一枚 干姜 甘草（炙）各三两 大黄 芍药 黄芩各一两 以水五升，煮取二升，温分再服。

小补脾汤治饮食不化，时自吐利，吐利已，心中若饥，或心下痞满，无力，身重，足痿，善瘛疭转筋，脉微者方。

人参 甘草（炙） 干姜各三两 白术一两 以水八升，煮取三升，温分三服，日三。

若脐上筑痛者，去术加桂四两；吐多者，去术加生姜三两；下多者，还用术；心中悸者，加茯苓一两；渴欲饮者，加术至四两半；腹中满者，去术，加附子一枚，炮；腹中痛者，加人参一两；寒者，加干姜一两。

大补脾汤治脾气大疲，饮食不化，呕吐下利，其人枯瘦如柴，立不可动转，口中苦干渴，汗出，气急，脉微而时结者方。

人参　甘草（炙）　干姜各三两　白术一两　麦门冬　五味子　旋覆花各一两　以水一斗，煮取四升，温分四服，日三夜一服。

四、肺病

从病候上说，肺病所具有的临床表现分虚实两种。实证出现的症状，主要是"喘咳逆气，肩背痛，汗出，尻、阴股、膝髀腨胻足皆痛"。虚证出现的症状，主要是"少气，不能报息，耳聋，嗌干"。在治疗上，除了可以考虑取手太阴以及足太阴经脉的反应穴位针刺调理外，还可以配合药物治疗。须记住如下方剂，以便使用。

小泻肺汤治咳喘上气，胸中迫满，不可卧者方。

葶苈子（熬黑捣如泥）　大黄　芍药各三两　以水三升，煮取二升，温分再服。喘定，止后服。

大泻肺汤治胸中有痰涎，喘不得卧，大小便秘，身面肿迫满，欲得气利者方。

葶苈子（熬黑捣如泥）　大黄　芍药各三两　甘草　黄芩　干姜各一两以水五升，煮取二升，温分再服，日二服。

小补肺汤治汗出，口渴，少气不足息，胸中痛，脉虚者方。

麦冬　五味子　旋覆花各三两　细辛一两　以水八升，煮取三升，每服一升，日三服。

若胸中烦热者，去细辛，加海蛤一升；若胸中闷痛者，还用细辛；咳不利，脉结者，倍旋覆花为六两；若眩冒者，去细辛加泽泻一两；咳而有血者，去细辛，倍麦门冬为六两；若烦渴者，去细辛，加粳米半升；涎多者，仍用细辛，加半夏半升（洗）。

大补肺汤治烦热汗出，少气不足息，口干，耳聋，脉虚而快者方。

麦冬　五味子　旋覆花各三两　细辛一两　地黄　竹叶　甘草各一两

以水一斗，煮取四升，每服一升，温分四服，日三夜一服。

五、肾病

从病候上说，肾病所具有的临床表现分虚实两种。实证出现的症状，主要是"腹大、胫肿、喘咳、身重，夜间出汗，特别怕风"。虚证出现的症状，主要是"胸中痛，大腹、小腹痛，特别怕冷，手脚不温，情绪低落"。在治疗上，除了可以考虑取足少阴、足太阳经脉的反应穴位针刺调理外，还可以配合药物治疗。须记住如下方剂，以便使用。

小泻肾汤治少腹痛，时足胫肿者方。

茯苓　甘草　黄芩各三两　以水三升，煮取一升，顿服。

大泻肾汤治小便赤少，或时尿血，少腹迫满而痛，腰中沉重如折，耳鸣者方。

茯苓　甘草　黄芩各三两　大黄　芍药　干姜各一两　以水五升，煮取二升，每服一升，日二温服。

小补肾汤治虚劳失精，骨蒸羸瘦，脉快者方。

地黄　竹叶　甘草各三两　泽泻一两　以水八升，煮取三升，每服一升，日三服。

若小便多血者，去泽泻，加地榆一两；若大便见血者，去泽泻，加伏龙肝如鸡子大；若苦遗精者，易生地黄为熟地黄二两；若小便冷、茎中痛倍泽泻为二两；少腹苦迫急者，去泽泻，加牡丹皮一两；小便不利者，仍用泽泻；心烦者，加竹叶；若腹中热者，加栀子（打）十四枚。

大补肾汤治精气虚少，腰痛，骨痿，不可行走，虚热肿逆，头目眩，小便不利，腹中急，脉软而快者方。

地黄　竹叶　甘草各三两　泽泻　桂枝　干姜　五味子各一两　以长流水一斗，煮取四升，每服一升，温分四服，日三夜一服。

六、心包络病

在五脏病候之外，还有心包络的补泻方剂，可以选择使用。

小泻心包经汤治胸胁支满，心中跳动不安（澹澹大动）者方。

黄连　黄芩　大黄各三两　以麻沸汤三升，渍一食顷，顿服。

大泻心包经汤治心中忪忡不安（跳动不安、澹澹大动），胸膺痞满，口中苦，舌上生疮，面赤如新妆，或吐血、衄血、下血者方。

黄连　黄芩　大黄各三两　干姜（炮）　甘草（炙）　芍药各一两　以水五升，煮取二升，温分日再服。

小补心包经汤治血气虚少，心中动悸，时悲泣烦躁，汗自出，噫气，不欲食，脉时结者方。

代赭石（烧赤，以酢淬三次，打）　旋覆花　竹叶各三两　豆豉一两以水八升，煮取三升，温服一升，日三服。

忪忡不安者，加代赭石四两半；烦热，汗出不止者，去豉加竹叶至四两半，身热还用豉；心中空悬痛者，加豉至四两半；气若少者，加甘草三两；心下痞满不欲食者，去豉，加人参一两半；胸中冷而多唾者，加干姜一两半；咽中介介塞者，加旋覆花至四两半。

大补心包经汤治心中虚烦，懊恼不安，忪忡如车马惊，饮食无味，干呕，气噫，时或多唾涎，其人脉结而微者方。

代赭石（烧赤，以酢淬三次，打）　旋覆花　竹叶各三两　豆豉　人参甘草炙　干姜各一两　以水一斗，煮取四升，温服一升，日三夜一服。

以上具有代表性的五脏补泻汤方剂中，充分体现了《汤液经法》在活学活用《神农本草经》"性味归经"方面按照不同药物"五行属性"选配药方的思想。小补肝汤中桂、姜皆辛味，都属于木，正符合肝虚宜用"辛补"之用意。佐以大枣之甘，体现出了"见肝治脾"之意。少量使用五味子之酸，作为反佐之用，兼有补中带泻之意。大补肝汤中，针对比较复杂的病因和临床表现，加进旋覆花之咸，子能令母实，加进竹叶之苦、代赭石之苦，补肾水以济母，意在"虚则补其母"。

小泻肝汤，首当以芍药、枳实之酸，反佐以生姜之辛，泻中仍不忘补，显得平稳周全。而大泻肝汤在前方基础上亦有更巧妙的应用，加上泻肾之咸味大黄，在心肾之间祛除肝邪之重。贵在黄芩苦泄肺气，去除来自肺金之外援。甘草之甘，补脾以防因泻伤及脾，亦乃见肝传脾当先实脾之医。

从小补心汤来说，经谓"心苦缓，急食酸以收之"，所以用全瓜蒌之酸甘辛之味以收敛心气。以薤白之辛苦，行气宣痹。且泻肺当先利气，所以泻心同时又反佐酸收之味，以防太过，汤中加酒煎服用意在辛能开畅胸中不利之气。

大补心汤，在前方基础上，充分考虑到了胸痹等不同心脏疾病的兼夹处置原则。治疗心病在研究每一药物共性基础上，充分考虑到寻找更有个性的药物。比如本方中，加半夏之辛，加厚朴之咸，加桂心之辛甘，以及行气的枳实之酸，分别针对不同情况不同病情做了加减变化调整。

小泻心汤，泻心之实，泻心用苦，龙胆草、栀子皆苦以泻心。加醋之酸收，更有戎盐之咸以补心反佐，这样泻中有补，适得两全。大泻心汤，在前方基础上再加上苦以泻心之苦参，再加上酸辛之升麻，加上酸甘之淡豆豉，共同发挥作用完成辅助苦味之性调理胸痹顽症之功。

在小补脾汤中，脾是以甘补之，所以用甘草、人参之甘补脾，少佐以白术之苦中有甘健脾，并有利湿作用，因为脾恶湿。用干姜之辛热，从辛和热两方面通过补肝之母达到补心作用。在大补脾汤中，加旋覆花之咸以补心，加麦冬之甘寒通过养阴补肺达到补助脾气的作用。五味子的运用，是以酸补肺进而达到滋助脾阴的目的。

以上这些举例都说明每一个病人，出现在身上的穴位反应不同，用药就应该有很多变化。最后都要求能达到阴阳的平衡，消除体表的反应穴位，这种所谓的综合调理就是中药治病的玄机之处。

　　说到处方用药，其中学问更大。比如说药有君臣佐使、阴阳配合，药有"酸、咸、甘、苦、辛"五味，药有"寒、热、温、凉"四气。"有单行者，有相须者，有相使者，有相畏者，有相恶者，有相反者，有相杀者"，以及"药用相须、相使者良"等。

　　下边谨举"丹砂""滑石""石膏""砒石"为例，介绍一下如何开发利用它们。

　　1. 丹砂　《本经》谓，丹砂，"主身体五脏百病，养精神，安魂魄，益气明目，杀精魅邪恶鬼"。后世很多医家评价它说，不苦而甘，火中有土，安神明的效果很好。丹砂水飞细末，加进"六一散"，名"辰砂六一散"，治暑气伏于心经，神昏口渴，效果很好。丹砂加入"补心丹"，镇心神，定魂魄。丹砂加入"归神丹"，治一切惊忧思虑多忘，心气不足，癫痫狂乱。

　　现在因为它含"汞"，有毒，极严格地限制剂量，这样很多病缺了它治病效果就很差，特别是"精神病"之类缺少了一种解救办法。

　　2. 滑石　《本经》谓，滑石，味甘淡，上能发表，下利水道，很常用。大养脾肾之气，通九窍六腑，去留结，益精气，壮筋骨，消水谷，保真元，明耳目，安魂定魄，还能强志轻身，耐劳役饥渴，世上称它为"仙药"。"六一散"，白滑石水飞过六两，粉甘草一两，为末，每服三钱。在其方中可以增添很多"金石药"，在广泛的适应证中，开发应用价值很大。

　　3. 石膏　《本经》谓，石膏，味甘辛，气寒，止渴去火。其辛能解肌出汗，上行至头。有麻桂相助，更添解表之功。阳明经发热恶热，日晡潮热，肌肉壮热，小便赤浊，大渴引饮，自汗等，非石膏莫属。邪热在阳明，大热脉洪大，服许多西药不退者，当用石膏解散肌表之热，更广泛的用途大大需要广泛开发利用。

　　4. 砒石　《本经》谓，砒石，味苦酸辛，气大热，是一味大毒之药，误服中毒，当用绿豆冷水去解。然而，大毒之品，正如一员虎将，宜如"寒痰湿痰"类，以溃阴凝之坚。砒霜有"决壅溃瘀"之能，帮助"去积、消除痰喘"，可以救偏至之疾。可以利用砒霜"大热大毒"，治疗"白血病""肺癌"之类。当然是辨证属于"寒凝湿痰"者，正所谓"非借阳毒之厚者"不可。

对砒石的用法，方书中说，用淡豆豉一两，蒸捣如泥，入砒末一钱，枯白矾三钱，丸绿豆大。每用冷茶冷水送下七丸，甚者九丸，小儿五丸。即高枕仰卧，忌食热物，一服即愈。服至七八次，吐出恶痰数升，药性亦随去，即断根矣，这一记载可以说为我们治疗"肺癌"之类可能很有帮助。

从中医发展和专业角度，我们还需要懂得，在药物配伍应用中，每一味药要分别附上"五行"代码，被称之为"七情合和"的"药物归经"学说，大部分药物所发挥的"升降浮沉"治病作用，都是通过"穴位反应"发挥治疗作用。大多数药物要跟"十二经络"挂钩，要结合"五输穴"属性用药和配伍药方。

从历年来人们所使用的《神农本草经》中的几百种药物来看，这本书里记载的药物，药味虽少，却差不多所有的医生一辈子用药都在其中加减配伍变化。我们评价这些药物，药味虽少，七情合和有万千种变化。

用药前，事先把《神农本草经》里的"基本药物"按属性加以分类。根据出现在体表"穴位反应点"，就可以根据那里的穴位属性，去联系可以选取属性上相同的药物，就可以准确地找到该就诊患者最适宜治疗的药物。

我们在用药的时候，通过对反应穴位部位属性的判断，再去寻找属性上合适的药物，在前边"五脏补泻方剂"基础上再来一个灵活加减，处方的针对性就会相应提高。我们强调，中药处方配伍如同烹调，不可能跟开西药一样。中医药在防病治病中，潜力很大，只要我们在中医理论指导下，尽管是人们经常不经意碰到的草根树皮，用得恰当，用得及时，用得对症，很多时候就可以变废为宝。

第十七章 "穴位免疫"与"微型手术刺法"

人体出现的多种顽固性疾病，会在体表出现"隆起、肿满、虚陷"等多种形式的"寒热虚实"反应体征，特别是它还会有"隐藏"很深的情况。应用原创中医"平脉查体"医疗方法，给予验证，证实这样的反应物常常会被体表一种隶属于"细胞免疫"的物质干扰，明显地会出现具有"层次感"的形态和性质变化，其具有"层次感"的免疫物质的外在形态大多跟病变的性质密切相关。

古人把皮肤视作人体另类"器官"，而且认为是更重要的器官。数千年来，人们利用皮肤上经常出现的疾病反应物"腧穴"防治疾病，甚至比药物等更快捷而且有效。人们已知皮肤是抗御疾病感染的重要防线，然而皮肤层面上还有许多有关免疫学的知识没有写进教科书，已知的免疫学理论已经不能完全解释针刺技术中出现的神奇效果等很多问题。

一、针刺"腧穴"调节的免疫学知识

"炎症性"反应在人体很普遍，从古典医著的一些记载看，针刺技术所依据的反应穴位很多时候就是一个炎症性反应灶。人体免疫学研究结论认为，除嗜中性粒细胞之外的巨噬细胞，在人体细胞间吞噬病毒，降解和杀死细菌病毒等，是人类健康的重要防护力量，穴位反应的调节类似于"细胞免疫"一种非特异性局部免疫反应。从这些方面认识针刺治病的机理，就会扩大我们的眼界。

同样，人体还有多种"补体"，通过化学防御进一步扩大了其他防御力量的范围和效果，如干扰素等。从一些针刺治病过程所反映出来的"出血、肿胀、化脓"等现象来说，我们可以从大多数有效病例推测出针刺所产生的效应，首先要借反应部位并给予它一定刺激和损伤，让受损伤的细胞释放信号，驱使一些化学物质渗透进入穴位反应区。

同样，针刺过程，通过一定手法激惹，让穴位反应局部血管膨胀，血流增加；让穴位局部区域引起一定程度的红肿和发热；让毛细血管通透性增加，通过局部所产生的水肿、血管扩张，让毛细血管中的巨噬细胞向这种具有炎症性改变的细胞方向游动；激励这样一些吞噬细胞更大范围和更快速度地吞噬细菌、病毒等外来病原体，并将一些强烈的整体效应传递给大脑皮层中枢神经系统。

从"细胞免疫"的作用来说，"干细胞"是一类具有自我更新能力很强和存在于胚胎成体中的一种原始细胞。有了适当的条件，可以分化为多种终末端细胞等功能细胞，起到损害组织的修复和疾病治疗作用，看到针刺技术的许多神奇效果。据此我们推测，这些效果的发挥，可能是针刺调节过程，无意中激活了自身"干细胞"，无意中为"原始细胞分化"创造了有利条件。

在人体参与免疫防御功能的细胞，包括白细胞和淋巴细胞等。淋巴细胞负责收集和分散，这些漫游在体内的非特异性免疫响应那些细胞残留和化学物质。其中人体体内有两类淋巴细胞，更是机体产生特异性免疫应答起关键性作用的细胞。

举一个种牛痘的例子来说，在一个暴露部位接种牛痘苗，即感染源，就能赋予机体一种防御天花的能力。从抗原这个概念上说，人类很早可能就懂得了这种利用穴位反应"刺法"刺激，这一外源性的抗原物质，产生像种牛痘这样一个特异性免疫应答的巨大作用。

这可能就是其中因素。直到数千年后，人们才了解到利用自体细胞免疫过程来扩大这种非特异性免疫治病的方法，而且还可以更大限度地调动"干细胞"之类，在人体第三道免疫防线上的作用。已知的针刺后有反应穴位上出现"化脓"样变，像是有感染迹象形成的脓液，即是病原体和免疫细胞死亡和正在死亡的混合物被排出。整个过程都需要细胞介导性免疫，即"细胞免疫"参与。特别是在古法针刺技术的引导下，通过一定手法的诱导激活骨髓和胸腺里的"干细胞"之类的免疫应答过程，又是古法穴位反应调理技术赋予人类的更大智慧。

二、通过"针刺手法"激活"细胞免疫"

资料显示，人体穴位反应体征时常会被人们熟悉的多种"点穴"手法，如推摩、按压、切掐等激活。随着不同反应体征被激活后表现出来的多种多样的应激反应和免疫反应有时可能很剧烈，或者不很剧烈等多种形式。然而不同属性的应激反应和免疫反应，将随之会带来整个人体免疫功能和体质的改变，不同疾病造成的痛苦将随之消失或减轻。对此类反应体征，暂时还未曾被现代医学做出各种鉴定意见和评判标准。目前太乙中医已独自从科学探索的角度，已经从事过数以万计、历时三十年的临床追踪观察，证实了它的可靠性、规律性和客观存在。

同样有资料显示，来自体表皮肤层面各个皮层部位的这种免疫反应和免疫应答，多数具有中医古籍中所记载的那种具有"阴阳"不同形式、不同程度的部位深浅变化，以及具有区域性变化和层次变化方面的那种"五行"特征的变化。从范围大小、深浅程度、坚硬松软程度来说，多数跟病变损坏严重程度相一致，从而论证和说明了古籍中所阐述的"阴阳"和"五行"概念不是什么不可理解的哲学概念，而是临床需要评价和适时掌握这些免疫反应的公式定律。另外，实践证实此类免疫反应多数发生过程和发生率可以把控、可以重复，可以在任意患者和任意疾病患者身上得到验证。因此有必要制定多种实验和检测手段对其科学性加以评价和应用。

在多种复杂病情面前，通过密切观察其细微变化，可以及时判定和预测各种疾病的预后轻重，让医学研究之前许多未知的有关生命本质的研究更加清晰和客观。同样，在此基础上，采用已有诊断治疗技术，比如手术治疗、药物治疗，选择在穴位反应属性上相当的药物来替代已有的外治方法，如针刺等，最终都能获得各种疾病的完全治愈，符合古籍中记载的"决死生、处百病、调虚实"的多种功能。

三、"微型手术刺法"临床案例回顾

2006年，北京顺义区防疫站糖尿病患者张某，患糖尿病多年，后来发展到出现并发症，某医院为之做了心脏搭桥手术，手术之后又出现严重的颈椎病、肩周炎，晚上疼痛不能平卧。一次在去北京陆军总医院治疗路过太乙中医诊所，抱着试一试的心态进行了平脉查体医疗检查，有一个细胞免疫反应特别严重，让人记忆犹新。当初平脉查体发现的腧穴反应部位很多，治疗多次后，陆续有部分穴位反应开始消失，然而下肢右侧胫骨后沿，内踝上4寸处出现一很大的红肿坚硬包块，没有任何痛苦。经过调理，反应处出毒、出水，甚至水多得往外流。数天之后，头上出现化脓样迹象，整个红肿开始消散。经过多天调理后，反应处皮肤颜色慢慢变得正常，随后整个反应部位平复如常，以前所有病痛完全消失，糖尿病得到彻底治愈。对于此类反应，由于以前多次接触，所以见到后也习以为常，并不觉得可怕，而是只要精心调理，再严重的也都会在经过一段时间后，肿硬消散，恢复正常。

对于这样严重的出现在穴位部位的免疫反应，最本质的还是发生在细胞膜通透性改变等属于细胞免疫范畴的病理生理改变。不同病情的人身上，其病理生理反应的类型各不相同。本案例当病情要出现转机的时候，出现如此反应，多被判断为"寒瘀、湿瘀"之类改变的反应体征。其主要过程，因寒邪和湿邪结合在一起，最后郁久化热，所以有红肿。因湿邪停留，所以水湿很多。如果因瘀，还会有肿硬，甚至有的人反应部位肿硬得坚硬如石，针刺不入。

有类风湿患者王某，患病时间很长，久治不愈，经朋友介绍前来就诊。第一次平脉查体，全身性穴位反应检查，在查的过程中双委中穴位上就出现明显充血，到第二次治疗，充血部位就有了出血愈合的干痂，之后干痂一天天长大，面积和厚度都在增加，除此之外其他的穴位便无此类现象。随着各部位穴位反应的治疗患者的病痛苦日渐减轻，大约经过一个多月的调理，出现在委中穴的干痂从小到大，从薄到厚，再从大到小，从厚到薄，直至病痛完全消失，结痂脱落，局部皮肤恢复正常。

该患者患类风湿疾病，平常认为有风、有湿、有痰、有瘀，而且从穴位反应看，瘀血较重，所以才有此类反应体征出现。与该病例情况一样的还有内蒙古患者张某，类风湿疾病使得手指全部变形，当时平脉查体后处置该患者病情时，发现在患者右阳溪穴处有异常，针刺坚紧，反复针刺，竟反复出血，血量多而且血出成块。经多次调理后，该患者病情取得很大进展，疗效十分满意。所有这些，从理论上就说明该类风湿疾病，其病理基础确实是"有风、有痰、有瘀"，且寒热错杂，虚实夹杂，所以单靠药物很难见效。刺法激活免疫系统，特别是激活"干细胞"，让其产生根本性的细胞免疫反应，才能最终治愈类风湿疾病。

与之相同的还有一个经常遗尿的3岁女孩，晚上尿床甚是严重，家长觉得很是痛苦，在调理中，右合谷穴皮肤破口处，经过多次治疗，逐渐长出一个干痂，而且不断增高，像长出一个瘊子，直到病愈，干痂才最终脱落。可以看出，在如此小小的一个部位，很小的一个面积能生长出这样有生命力的结痂，而且不断生长，从中医理论上讲，是病患的反应部位似有"病邪"支持，不断供养着它生长的营养，从免疫学角度讲，是借助如此反应体征应用古法针刺技术，调动了体内多个免疫系统和免疫细胞参与，产生了全身性免疫效果。最值得记取的是，如此刺法手段激活自身"干细胞"，产生强大的治疗作用，安全经济，无副作用，提示我们每一位医务工作者，对古法针刺技术要足够重视。

有许多患者，当穴位反应被检查出来后，开始可能只是蛛丝马迹，当应用古法调节到一定程度后，便会突然冒血，有的则是轻轻出血。按照中医理论判断，这是局部反应有了热象的缘故。而另一种情况，当应用古法调节到一定程度后，便会发现穴位反应局部一天天出现发暗和发青的现象，并且一天天扩大，后来便发现又逐渐变为硬块，有个别的人个别的穴位上甚至穴位反应处出现异常坚紧的情况。按照中医理论判断，这是局部反应寒邪较重的缘故，坚紧实硬则可能有痰有瘀。患者蒋某，长期肠胃不好，肝气郁结，引起比较严重的肝病，体弱，全身整个皮肤松软发黄。治疗中在下肢内踝前后内外多个穴位反应上出现非常坚硬的穴位反应，硬度和面积还逐渐增加，后来竟坚紧无比，针刺不入，非常罕见。经过半年多不间断调理，配合贴太乙丹，以及手法针刺和药物治疗，坚硬程度便逐渐有了好转，人的体质也随之慢慢有所改变，直至面色红润，体质恢复正常。

四、自体"干细胞"激活工作总结

大量临床观察证实，古代书籍里记载的"腧穴"，不是简单和孤立的一个穴位，而是跟高级神经中枢有直接联系的一个很重要的信息部位，历史上已经认定它是人体的一个"命门"部位。实践证实也的确如此，那些穴位反应处由软到硬，再由硬到软，完全有人体重要免疫系统参与，而最直接的解释就是利用穴位反应这一重要契机，激活了人体"干细胞"之类原始细胞，发挥了其他任何方法无法替代的损坏组织修复和疾病治疗作用。在许多临床病例的穴位治疗中，通过各种手法不断调理，那些坚硬包块也随之日渐变小变软变轻最后到消失，从而产生了相应的治病作用。自古到今，虽然古法针刺技术被历代多次移植简化，但还是有一些精华被一代一代传承了下来。

遇到穴位反应治疗后皮色发暗出现瘀斑的问题，常常是一个病情有了转机的现象。很多患者在查体发现异常之后，点按局部，随后局部发生暗滞，皮色发暗。如果停止治疗，有的很快消失，这是精气不足、邪气内陷的表现，反而不好。如果瘀斑数周甚至数月消散不了，反而是好事，说明自体已经产生了免疫力，好像站岗的卫士一样，时常在守卫着我们身体的健康。当然，多数情况下，我们继续调理，不断激活免疫系统和细胞免疫的深度和力度，皮色发暗出现瘀斑的问题会很快解决，最终不留任何痕迹。

对于有人皮肤和肌肉层面治疗后由松软变为坚硬，中间出现包块，甚至逐渐变硬、变坚紧，针刺不入，针刺很困难。当病痛消失之后，免疫系统还在工作，经过一个月甚至两三个月，局部才会变软，皮肤颜色才会恢复正常。如果有人不配合，停止治疗，这些因免疫过程残留下来的瘀斑有的因体质再度变差，瘀斑退去的时间会受到影响。但如果继续坚持调理，皮肤颜色大多数都会自然恢复正常，不会留下瘢痕。

穴位冒血、出血：穴位反应在多数情况下不会出血，但当穴位由寒变热之后，会在不经意间突然喷发出血，有的竟如射箭一样射得很远很猛，有的甚至量还特别多。对于这种情况，不用害怕，不用急着赶紧按压，出血完了之后会自动止血。有的随着血出，局部会鼓起很大一个包，这种现象中医称之得气，其真正形成机理，是邪气太盛，在极端手法鼓动下，所在反应部位迅速集结了大量免疫物质参与，特别是"干细胞"之类细胞免疫的参与，才形成如此特别的穴位反应形式。需要指出的是，随着血出、鼓包，人体会有轻松感，各种病痛会随之消失或者减轻。

经过调理后的皮肤瘙痒，甚至难以忍受的瘙痒：正常情况下没有蚊虫叮咬，皮肤突然出现痒感，有的时候抓痒不消，很是难受，这也是穴位反应过程中细胞免疫参与的证据，痒感和痛感都是皮肤感觉异常的表现。中医理论认为，身体状况很差的时候，会出现营卫失调、气血失调的各种感觉异常。痛为实，痒麻为虚。特别在过敏性疾病和过敏性皮肤病中，当某一部位进行了穴位刺激调理之后，相隔很远的地方，会突然出现瘙痒，头面、躯干、四肢都会有。在很多穴位调理后，局部常常感到很痒，甚至忍耐不了。在很久以前曾治疗过的穴位反应部位上，因天气变化，因劳累，因各种理化因素，都会有痒感出现。这些感觉异常，都可以归结于穴位反应中有细胞免疫参与引起。

皮肤上出现"瘢痕组织"：深入观察发现，在手术中，如果一块皮肤符合中医理论中属于"寒的体征"，术后皮肤上就会有瘢痕组织出现，否则就没有。如果穴位反应检查中发现了此类体征，就要当寒的体征加以调理，手术就能避免瘢痕组织出现。同样，穴位反应治疗中，对于寒的体征没有彻底治好，或者突然停止治疗，将来这个地方也会有类似的瘢痕组织出现。这一现象雄辩地说明，穴位反应跟整个人体免疫系统是高度联系的，始终有"细胞免疫"参与。

再者，如果局部痛为寒性体征，局部痒为热性体征，色素沉着意味着局部阴寒较重，虽经过治疗调理，然而还是说明余邪未尽，需要继续调理。如果碰到局部发麻，甚至手轻轻一碰，便如触电一般，让人感到恐惧害怕。这种情况，属于气机失常的一种表现，说明细胞免疫过程中局部感觉神经传导加速，或者传导过快的一种感觉。在针刺中不能认为出现这种感传是好现象，而去追求这种感传感觉。因为只要身体好，身体都不会有这种感觉。如果有，当经过针刺调理，身体得到调节恢复，痒麻、触电感，以及痛感都会随之消失。

五、刺法激活"干细胞"技术市场前景

为了更详细地说明以上现象以及细胞免疫参与的情况，我们再举几个例子说明一下。

患者谢某，女，35岁，从2006年结婚想生孩子，检查自己有子宫肌瘤，去多家医院治疗，还是不能怀孕。经过中医平脉查体，寻找到反应腧穴，其中有几个穴位特别敏感，经过调理，反应较重的穴位就有局部发青紫肿块，随后出毒出水，穴位反应逐渐消失，直到恢复健康怀孕。我们有相当多的病

例可以说明这一点，要想彻底治愈不育不孕，要从体表找到反应穴位，依靠反应穴位调节，出现较重反应物，如破溃、出毒出水、局部红肿青紫肿块等。调动人体自身的免疫系统，特别是细胞免疫，攻克这一难关。

一般说，男女不育不孕可能有许多解剖概念上的缺陷或者病变，比如子宫、卵巢囊肿、肿瘤，输卵管堵塞，卵巢功能不全，性功能低下等。单单仅凭解剖概念上的调理或者说治疗，是不完全的，可能更多需要生育的男女从气象角度的穴位反应调理，利用穴位反应的机会和契机，通过手法激活"干细胞"等免疫系统，通过原始细胞的再生和修复作用，不具备生育条件的有可能怀孕生小孩。

美容养颜备受人们推崇和关注，面膜、面上涂药，各种形形色色的美容方法，都有局限性。像疲劳、背痛、睡眠差、神经衰弱、脂肪肝、甲状腺结节、血管瘤、带状疱疹、脱发、经常晚上睡觉腿上抽筋，女同志月经不调、闭经、便秘、卵巢早衰等，都会影响面部气色。在穴位反应体征检查之后，找到正确的反应穴位，手法激活，促使反应穴位产生更剧烈的免疫反应，可能在一两个穴位上出现青紫肿胀，甚至肿块。当出现出毒出水等免疫反应后，人的整个体质会发生根本性变化，不单是面部红润，白里透红、红里透白的问题，而是各种病变、各种临床症状消失，像换了一个人似的。有人开玩笑说，采用此"平脉查体"医疗方法，治疗调理两个疗程以上，就有可能会年轻十岁。核心问题是要找到反应穴位，激活免疫系统，激活"干细胞"，发挥应有的脏器修复和疾病治疗作用。

脑外伤、脊髓损伤，脑瘫，进行性肌营养不良，神经元病变，中风、脑血管意外后遗症，各种原因引起的瘫痪、肌肉萎缩等，手术治疗效果好的概率很低，中医所谓疯癫瘫都是在用毒性很大的虫类搜剔、矿物药、金石药调理。效果从原则上说，也应该是通过药物归经，选择属性上性味相当的药品始能奏效。可是，这一方面的研究已经中断了很长时间，重启这项工作难度很大。直接在失调的经络部位寻找反应穴位，通过反应穴位手法激活"干细胞"之类的免疫系统，才是最根本的治疗方法。

　　这方面我们观察的病例最多。像脑瘫，它的穴位反应体征免疫调节很是理想。像聋哑症应该应用穴位反应体征原理，应用穴位免疫理论，尽早防治，可能有一半以上会免受聋哑带来的生活不便。

　　脑外伤、脊髓损伤是很可怕的事，一般手术凶多吉少，不做手术的反而有希望恢复部分功能。在古法"平脉查体"医疗中，我们总结了许多十分宝贵的经验，大多病例的穴位调节方案可以重复使用。因为穴位手法调节，开展的也是比较精密的手术，一种微型手术。通过这种手术，让沉睡的神经元重新复活，而在其中发挥主要调节作用的则是手法激活"干细胞"之类免疫细胞，让它们发挥固有的原始细胞修复功能，这就是古法穴位治疗方法中"刺法、灸法"的治病机理所在，也是古人语重心长地说的"人之所以治，病之所以成""学之所始，工之所止""不可不通"的道理所在，更是"令终而不灭，久而不绝"创造医学未来的初衷。

　　我们说，恶性肿瘤、白血病等，单靠药物调理有一定局限性，穴位反应所产生的反应体征不是别的，正是免疫系统干预疾病形成过程中的一种中间产物。所谓的"癌细胞"之类，也就是免疫过程所形成的反应物。它们之所以会极度迅速生长，就跟穴位反应调节中破溃处会快速愈合一样，有一种后备力量在支撑着它们生长。一般对待它们的态度是劝和、调解，不应该动辄手术切掉。有许多恶性肿瘤患者之所以手术很成功，大多是它们还没有被免疫系统控制，还没有在高级神经中枢大脑皮层某信息部位建立联络处，否则，处理不当，它们会变本加厉地去讨还"血债"。在这方面，我们遇到的最重要的问题是，以穴位调节为基础，以药物调节为先锋，手术、放化疗只能为最后的决战。

　　利用古法针刺技术激活自身免疫系统的调节，特别是激活免疫"干细胞"，调动这一人体有生以来自带的防病治病后备力量，是很有发展前景的工作，是中医走向世界一项巨大的医学创新工程。如此重大的细胞免疫和自体

"干细胞"激活技术，需要国家科研主管部门全力支持，特别是在省级以上大医院开展手术治疗的安排和精心操作。

六、走向"细胞免疫"高端的中国医学

回顾历史，以刺法、灸法为主的"平脉查体"医疗模式，要向全国推广，需要解决一个很重要的问题，就是如何认识这一新的历史条件下的理论创新。我们一直在问自己，看似简单的一根针，怎么就能发挥那么大的治疗作用？站在今天西医解剖生理知识角度看，完全是不可思议的，然而却是实实在在存在的。《素问·上古天真论》为什么能在数千年之前，就能提出人类长生不老的主张？而支撑其理论的基础正是"穴位反应"和"细胞免疫"这一根本理论基础。

利用穴位反应变化阐释人体生理病理变化的"阴阳五行"理论基础，正是深层解读"细胞免疫"和"命门学说"不同历史时代的科学研究的目标和方向。"细胞"是构成生命体的基本单位、医学和疾病研究的基本单元结构，古籍一再讲述"腧穴"具有"大小、厚薄、深浅"的区别，有"寒热虚实"物理属性的区别，而唯一能解释这一科学现象的便是"细胞免疫"所导致的形态功能改变和所发挥的中间调节作用。

穴位反应变化所揭示的"细胞免疫"理论已经写进了现代医学的教科书，但真正意义上的"细胞免疫"可能还有很多内容需要填写。可以肯定地说，能够完整解释"细胞免疫"过程和基本形式的可能还是五千年前中国古人所总结的"阴阳五行"理论，"细胞免疫"最终需要解释的还不只是"出血、红肿、疼痛、痒麻"以及机体组织"隆起、肿满、虚陷""寒热虚实"等物理的与化学的生物医学诸多特征。

《灵枢经》有一篇叫《终始》的文章，从"平脉查体"的基本操作规范来说，具有"全面、系统"的意思，然而这个"终"指的正是终端，神经血管的末端、末梢和终端的意思，这个始，即开始、开端的意思。每一个穴位

反应过程都要经过"初始、显露、肿硬、消散"的过程，只有把握住"腧穴反应"这一特别病理生理过程和基本规律后，医学才能借助"细胞免疫学"的进步而获得医学发展的突飞猛进。

与其说现代医学近来有关细胞免疫中"干细胞"功能的认识是世界医学史上的一个突破，还不如说中国古人在五千年前已经将以"干细胞"移植等治疗方法更准确地应用到"自体激活"干细胞更超前的医学研究之中。刺法灸法强调"经得脓出多而疾出"的认识是来自千千万万个医疗实践活动，而实验医学的开始却不在西医的各种微观研究的突破，而在"平脉查体"实验医学方法从气脉之穴位反应入手，更早地便为人体疾病诊断和治疗寻找到一条简便易行的"干细胞"激活技术。

"细胞免疫"结合"平脉查体"医学实验方法，更准确地找到激活"干细胞"等原始细胞发挥治病作用的理论突破后，无论在当前还是在推后一百年、一千年、一万年，中国古人对于健康的根本认识都是纯天然、纯绿色、无伤害、无污染的最理想的人类治病方法、养生方法。以此途径开展的导引、按跷、药物归经替代穴位治疗，再到中西互学互补，配合一定程度上的输液、输血、手术、药物治疗等综合调理，各种先进诊断检查手段，疫苗防治，体表穴位免疫接种，一步步将细胞免疫扩大，最后中西医走到一起，就可以实现人类健康长寿的自由王国。

目前摆在医学先驱面前的困境是所涉及病种的反应数据比较庞大，种类比较繁多，观察时间比较长，患者受心理和环境方面的干扰和影响，在缺乏科学认识、面对各种反应带来暂时性"痛苦"所缺乏的耐心和毅力。患者家属和周围人，特别是中西医生出自自己的不了解、不认识的情况下的流言蜚语，加之医生在需要付出大量时间和精力情况下的许多条件限制，所以许多情况下出现患者的误解和埋怨。

然而有一种原创理论上的支持，古籍中数十万上百万字的翔实科研论文报告，将为每一位怀疑此项科学研究的人们打消疑虑。特别鼓舞人心的是，遵照古籍描述和相关技术手段的记载，逐渐形成程序化的操作，其过程可以被教科书作为教材重复解读和用作科学实验技术路线。其中，最有广阔前景和历史意义的工作在于它就是现在人们梦寐以求地利用原始"干细胞"移植治疗多种疑难重症的技术，难以普遍广泛推广的自体"干细胞"激活技术。如果整个手术过程、整个技术操作被国家多家重点实验室认可的话，就此一项向世界医学前沿迈进的中国古典医学"刺灸技术"，从此便登上人类医学的巅峰。自此，为世界人类做出重大贡献的将不再是外国人，不是西方医学，而是中华民族的祖先和当代中国重新修复推广此项技术的中国医生。

第十八章　创新"灸疗"工作要点

创新是一个国家发展的灵魂，国家制定了许多创新驱动发展的理念和措施，中医怎么发展？中医有哪些创新项目？中医从哪些地方去创新？"灸疗"曾是历史上最重要的治病方法，今天解决百姓"看病贵、看病难"的问题，太乙中医多年的工作经验认为，仍须借助于"灸疗"。

一、"灸疗"的历史

近些年来，全国各地都能看到有关开展"艾灸"治病和保健的中医馆，从国家层面来说，这样的工作应该有专门机构管理。这些人在不受医疗体制管辖的范围之内工作，操作很难规范，甚至，对各个医院各个医疗机构的医疗环境会有干扰，中医主管部门应该在改革开放的大环境大前提下正确引领这一新兴事物健康发展。

谁都知道每年"端阳节"家家户户要在门口插上"艾草"，这种传统单从有文字记载就已延续了三千多年。这是延续中医文化很重要的一个信息，什么信息呢？说明我们祖先在很早的时候曾受到过"艾草"的恩惠。"马王堆"汉墓出土的"足臂十一脉灸经"也提供了这方面的信息，说明在很早我们祖先治病是离不开"艾灸"这样一个神秘方法的。究竟多神秘，有一句话这样说，"脏寒生满病，其治宜灸焫"。"灸焫"就是"烧"，特别强调的是，要用"艾火"去烧灼"有病变反应"的皮肤，而非正常皮肤。在古代，曾亲身感受到用艾火烧灼反应穴位治病带给人们的恩赐，便将"灸法"写进了《黄帝内经》这样的医学巨著，便保留下来年年岁岁将"艾草"当"神"一样敬仰和崇拜。

二、"灸疗"不是热疗

毛泽东主席当年曾说过："中国医药学是一个伟大的宝库，应当努力挖掘，加以提高。""艾灸"治病的方法现在提高得怎么样了，国营大医院还有这样治病的医生吗？答案是很少，甚至没有。"艾灸"只是在民间，只是在不属于医疗机构的"中医馆"之类，还有"保健按摩足疗"场所使用。然而，就是在"中医馆"之类"灸疗"场所使用，他们的做法同样也很荒唐，也不是古人当年那样的"灸疗"法。他们接受了大学教材里的解释，以为艾灸就是热疗，用艾灸来做"热疗"。

所谓的"温热灸""温和灸""艾卷灸""艾炷灸"，照书本上写的，什么病，取什么穴，并且一浪高过一浪，大张旗鼓地搞起了"三伏灸"。"三伏灸"实际上是贴"三伏膏"，通过大医院制剂室生产的"三伏灸"膏药。这样大规模地全国开展，是我们祖先原汁原味的"灸疗"方法吗？不是，纯属一种皮肤理疗。流传至今的"艾灸"疗法到底有多大的科学发展前景？现在我们所做的各种活动，开展的"灸疗"中医馆之类还有发展空间吗？古人留给我们的就只有这么多的历史价值吗？是否还有更大、更广阔的发展前景呢？这里需要我们静静地思考一个问题。"灸疗"不是"热疗"，而是要选择适宜的病种、适宜的穴位反应部位，否则会给病人身体造成伤害。

三、"灸疗"工作的基础是"腧穴"

前人对于"灸疗"过程有这样一句话："须得脓出多而疾除。"这是什么道理？太乙中医三十多年的"太乙阴阳丹"发明研制过程，在这方面发现了问题也说明了问题。

　　疾病感染、皮肤化脓看起来是一种病痛，西方医生想尽量制止它。抗感染成为一段时期的热门话题。抗生素一个接一个出现，现在开始有了转变。"化脓"跟身体状况有一定关系，有的人身上长期长疖子，有的疮疡经久不愈。但有一个特别的现象是，身体壮实的人常会长疮疡，慢性病人身上多疖肿，问题在于有的人长出疮疡，处理不好会要了性命。有一种疔疮，长在人体最危险的地方，比如口鼻旁、头额发际、人中穴、哑门穴、风府穴、肛门周围、会阴部位。总之，哪儿危险，哪儿常长疖肿疮疡。

　　肺部感染最常见，小儿科常常有小孩子感冒发热，弄不好得了肺炎，再弄不好会要了性命。艾滋病最要命的是多发性感染，每个地方都有病毒感染的可能。还有毒虫咬伤，中毒过重，要了性命。疔毒走黄、红线疔，各种感染化脓，处理不当，出现脓毒血症、败血症，要命的原因都是"免疫太过"，自身的"病毒"跟外来的病毒打起仗来。自己人不认自己人，双方残杀，导致不治身亡。

　　古代的"艾灸"疗法是什么？是解决这些自相矛盾、相互残杀的最好办法。因为自身定期会有邪毒聚集闹事，找出它的窝巢，也叫"巢穴"，用火"烧"，烧到局部起疱，过一两天"化脓"，看"脓"稠，还是"脓"稀，稠了好，稀了不好。这说明什么呢？自身没有免疫力就"脓"稀，反之就稠。"脓"少，体力还差，"脓"多，体力才好。

四、"灸疗"必须"平脉查体"

　　古代创造的"平脉法"，是诊察一个一个有"病"的"巢穴"发出的特别"脉动"的方法。特别"脉动"的外形，有鼓包，有隆起，有陷下。颜色有发紫，发红，发青，发黄，发白。紫黑就是寒气太重，发青就是寒气稍重，发红就是热气较重，发黄就是湿气较重，发白就是燥气较重。感觉有紧张，有松弛，有震颤，有热冷，特别造型的还有"气郁、痰阻、瘀滞、瘀血"各种"坚紧实硬"变化。它们都受一定部位的神经血管供养，得不到供养就乱跳乱蹦，供应过剩就阻滞气血运行，血管壁上连接着特制的导电"光纤""肌纤"传导系统，随同血流的血管壁搏动，在许多部位呈现出来"脉跳""脉动"，最有价值的候诊部位，被选择在前臂屈侧"桡骨茎突"部位，这就是人们常说的"脉口""寸口脉"。在可以测定下来的电活动信号中，"脉电、穴电、心电"在同一时刻保持着同步的跳动，用以测量"太过"与"不及"之脉。

生命由谁主沉浮？古代医家得出的结论：由"脉"主沉浮，诊脉成为了解生命本质的窗口。由窗口向外，更广阔的视野里展现给人们的，则是一个个有"病"的"巢穴"，古人称为"腧穴"的反应穴位。所以，凡是有病，治疗前一定要"把脉"。"灸疗"是一个很严肃的疾病治疗手段，所以一定要"平脉查体"，要来一个"把脉"的过程。

五、"灸疗"跟"刺法"的配合

与"灸疗"并驾齐驱的是"刺法"，"刺法"是用特制的针具针刺穴位治病的方法。《黄帝内经》一本书，用了那么多篇章讲述针刺治病的原理。在这里，我们还需要问清楚，好好一个人皮肤上没有异常，古人创立刺法治病，究竟在刺什么？前边说过，古人创立"灸疗"方法制止体内的免疫系统互相打架，事先来"打招呼"，用奇特的"免疫"手段"灸疗"，预防和治疗各种顽固性疾病，让那些隐藏很深的"疮疡"提早透发出来。找到病邪的"巢穴"，提早捣毁它。除了烧，还有"刺"。烧比刺更重，烧的是隐蔽、隐藏更深的病邪；刺比烧稍轻、邪实较重，刺的是过于坚紧实硬的病邪。"针所不为，灸之所宜"。它们各有长处，各有短处，"热盛满胀"多用针刺法取胜，"寒凉虚陷"多用火烧法取胜，针刺法和火烧法相互补充，古代治病以"刺灸"为主。

六、"灸疗"长于治疗"重症"

古时候很小的病不吃药，靠"点穴、按摩、推拿"，还有"祝由"，心理治疗，思想开导。稍重的病，通过五谷调养。再重一点的，才需要适当使用"有毒"的药物来增强机体攻邪的力量。如果再重一点，三天、五天不见好，就得上针刺。要是再重一点，十天半月不见好，就得用"火烧"。从病情轻重、治疗手段难易上说，"灸疗"治病留在最后，技术上要高于开药方。

针刺技术难度最大，收费要高于开药方，如果参加学习培训，时间也会长一些。开药方则技术难度小，稍微读几本书，背几首汤头歌，开药方很容易。古代还有一个职业，凭借"祝由"治病，有的就搞起"迷信"来了。至于真正的心理医生，除了心理治疗外，还要求医生精通所有内科外科技术，为医生中资历最高的人，否则别人信不过。所以常常被推举为"族长"，担当各种级别的"祭祀"活动的主持人。

七、"灸疗"激活细胞免疫功能

"灸疗"带来的免疫反应"皮肤破溃"，对工作开展造成了一些障碍。"灸疗"所产生的治病效果，就相当于做手术一样，不是简单的"火烧"，而是一种不手术的手术。然而，却没有麻醉，皮肤常有疼痛，紧接着起疱、"化脓"，让人看了很害怕，担心日后留下伤疤。

我们把"灸疗"跟西医手术做一比较。西医做手术打麻药，当时不痛，过后可能也疼痛难忍，可是西医手术一直在大力推广，没有人出来反对过。"灸疗"产生的远期效应甚至比西医手术还好，但宣传上不够，有人不理解反倒说坏话。"艾灸"从治病机理上要大力宣传，"灸疗"在开展中，要当手术一样严格消毒，成立专门的手术室，治疗后卧床休息，禁止探望。古人就曾明文规定，"灸疗"后限制患者出门，严格门卫，不准外人探视。

目前，"灸疗"之后的"破溃"，是争论最大的学术问题。西医把正当的

"免疫反应"说成是"感染",当然,中医自己,对于"破溃",不能回避,要正确面对。要像"种牛痘"一样宣传,让患者从心理上盼望早日破溃才行。

医生在"灸疗"操作上,要像西医那样,穿手术衣,戴手套、口罩、手术帽,碰到"癌症、白血病、艾滋病、梅毒"之类"毒邪"很重的病种,包括针刺在内,过于敏感的穴位上往往带"电",容易将病毒、病邪传染给医生。为防护自身,面对"破溃"穴位,在"腧穴"反应剧烈的情况下,开展的"微型手术"刺法,甚至需要穿戴多层的防护衣。这样对待"腧穴"反应,包括灸疗这样的"手术",才能体现中医学的高深和科学严谨。

八、"灸疗"方法需要改进

药物治病和穴位治病一样重要。《灵枢经》说:"余欲勿使被毒药,无用砭石,欲以微针通其经脉,调其血气,荣其逆顺出入之会。令可传于世。"这一段话是说,医学在当年发展中,发现了一些问题:其一,大量临床使用毒药治病。就像今天大量使用抗生素一样,政府开始有了限制。其二,滥用粗暴的"砭石放血"之类治病,像今天随意"刮痧、拔罐"。政府开始限制了。其三,政府推荐一种"微型手术"刺法,用一种较细的"毫针"针具,手法刺激反应穴位治病。

结合当前的情况,在人们只知道药物治病的今天,应逐步扩大"灸疗"宣传力度。就像前边说过的那样,是否需要政府颁布禁令,限制西医滥用毒药治病、滥用手术治病,让医疗回归自然,回归绿色环保,让人们享受到淳朴的医疗和生活,大力推行绿色环保的"灸疗"治病方法。

第十九章 穴位免疫制剂"太乙阴阳丹"

穴位治病在我国历史很悠久，从 20 世纪 80 年代初我们就开始对古籍记载的穴位治病理论和方法进行深入研究和大量临床观察，撰写了"依据经络体征施行针刺补泻"等相关医学论文，发表在国家一级刊物上。2003 年就"腧穴——反应点体征的研究"课题同北京中医药大学、中国中医科学院等单位和个人向国家自然基金会申请了科研项目，尽管最后没有得到国家资金资助，然而该项科研却一直没有停止。

早在 80 年代初我们在"腧穴"反应体征研究基础之上，修复了曾被记载在中医古籍里的"平脉查体医疗"医学模式，使我们有更多机会了解到穴位变化与体内病变发生的相关联系，也就是针对穴位反应的特征我们才研制成功了可以"代针代灸"的中国针灸穴位免疫制剂"太乙阴阳丹"。1991 年 6 月 22 日通过了陕西省科委、陕西省卫生厅组织的专家鉴定，1999 年"太乙压穴贴"以陕卫健用字号经陕西省质量监督局批准正式批量生产，但由于治病原理方面还不是十分清楚等原因于 2005 年停业至今一直未能恢复生产。

在之后的 10 年间，我们在"腧穴"反应点研究方面又有了许多重要发现。根据古籍提示，人体大脑皮层中枢作为"三焦"这一特殊脏器的源头，连接着体表所有的反应腧穴。比如昏迷不醒时中枢神经处于深度抑制状态，包括癫痫抽风，找到反应腧穴"人中"，一针下去或指掐人中，患者即可苏醒过来就说明了这个道理。古人称"腧穴"反应点为人体的"命门部位"，为"祛邪之神"等，无论急症救治还是慢性病痛调理，依照此原理施治都非常管用。

研究发现，反应穴位随着病变情况、机体功能恢复情况有各种反应类型和不同发病时期的不同特征。从不同角度的检查结果来看，穴位反应可以简单地分为"寒热虚实"四种类型。古籍讲到的"八纲辨证"，就是加上"表里"和"阴阳"这两个反应形式而归纳出来的。

最有意思的是，穴位在体表的反应就像破土而出的种子，小病、刚得的病，反应就出现得快一些，大病、久病，反应就出现得慢一些，难一些。特别需要指出的是，轻浅的反应容易破皮，表现为"热的、虚的"反应穴位破皮后最容易出血，又痛又痒，极其敏感；深重的反应难破皮，不痛不痒，感觉迟钝，反复地刺，甚至破皮也不会出血。

进行穴位治疗的医生应该明确，穴位反应轻重会受到大脑皮层高级神经中枢的控制协调，它们可能借助生物电信息传导系统控制协调着体表的穴位反应变化。因为管理上直通大脑"中央"，穴位反应作为"君主之官"心脏的"臣使之官"，权力很大，所以如果找准了穴位，治病效果非常快捷而且非常灵验。这是除中国人外，目前国内外学术界都不曾了解和懂得的穴位治疗奥秘。

我们现在修复起来的古典刺法技术，刺法的目的在于"调阴阳"，在于"疏通经络"，着眼于穴位不同反应，每一个穴位的刺法都会有区别。"轻重多少"因穴位反应而定，千差万别。大部分刺法要求最好能激发机体的免疫调节功能和应激功能，能够促使局部"发紫、破皮、出毒、出血"，形成"肿块、硬块"。这样才会产生针刺应有的治病效果，才说明刺法激活了相关病变部位的"干细胞"再生功能。遇到少数顽固性陈年痼疾，就必须要穴位出现像"化脓"一般的"化脓灸"样反应，最佳治病效果才会显现。

"太乙阴阳丹"由阴丹和阳丹组成，合称阴阳丹。因为穴位治疗要取得最佳效果必须破皮，所以需要阳丹的猛劲，破皮以后需要收敛，所以需要阴丹的缓劲。除非极度敏感"大热、大寒"，阴丹和阳丹都可以互济互用，不必拘泥。穴位的任何反应都是机体一种自身的应激反应和免疫反应，但病变中往往有太过和不及的时候。太过需要阴丹去安抚，不及需要阳丹去激惹。

最早古人发明针刺和艾灸不同治法，道理就在于此。太乙阴阳丹作为一种代替针刺艾灸的免疫制剂，作用在于它的"增效"制剂方面。就是把穴位反应的火候掌握在自己的手中，既能达到调节疾病阴阳失调的效果，又能达到不让其调节太过到了失控的程度。所以我们在技术指标设计方面，要求这一产品制剂，在任何时候都不能对正常皮肤产生刺激破损的情况，而只能在有病变反应的地方迅速发挥作用，让药力直达病所，迅速起到调节阴阳平衡的作用。

借此顺便说说我们的中药治病理念，张仲景强调"脉证并治"，这个"证"就是经络反应体征。最好的用药必须是依据穴位反应体征处方用药，才会保证每一位患者都有良好治病效果，必须强调的是"辨证治疗"和"归经治疗"。以药物的"性味"即功能属性，"生长环境"即道地药材，药物作用于人体某一功能部位后所产生的机体整体反应，即引药直达病所和浮沉升降作用。古籍记载的"归经治疗"相关理论完全是建立在穴位反应基础之上的"气象医学"医疗模式，今天学习古人方剂治疗的理念，只能当一名初级医生，想成为一代名医、国医大师，必须潜心学习研究穴位脉象"平脉查体医疗"相关知识。

"太乙阴阳丹"的成功研制，填补了医学一项空白，是针灸医学史上的一大创举。它的诞生，是针对反应穴位治病原理产生。它的操作，是依据穴位反应体征施治。它的优点，较之针刺来说，没有痛苦，畏针之人比较适宜。较之艾灸，没有那么麻烦，没有烟尘影响环境，便于操作。

太乙中医经过三十多年临床观察研究，数以万计的反复临床观察证实，"太乙阴阳丹"是外治法中很有希望的一种穴位外治代用品。结合"平脉查体医疗"技术更有利于它的推广，在中医创新发展方面意义很大。我们深信中医发展潜力很大，我们深信建设"健康中国"中医治病技术和创新发展不能缺席。简便易行的穴位外治"太乙阴阳丹"针灸穴位免疫制剂，不管中医西医，内外妇儿各科都需要。各种急慢性疾病通过短时间的技术培训，数分钟的技术性体表检查，就能找到各种复杂病变最有效的"点穴、按摩、针刺"穴位。一经治疗，立竿见影，控制乃至治愈各种病痛。面向基层，"群众性、大众化"的家庭推广使用，潜力很大。

第二十章　传染病预防与五运六气学说

　　历年来传染病对公共卫生和人民健康造成很大影响，许多传染病因为不能事先预防，才会导致疾病流行传染，许多时候制作疫苗也常常是在疾病流行很严重的时候才会意识到，预防走在了流行传染的后头。而阅读古籍，我们就会发现实际上在很遥远的年代，尽管科学技术不像现在这么先进，然而防疫和预防医学思想却走在了时代的前头。古人曾语重心长地告诫说："阴阳者，天地之道也，万物之纲纪，变化之父母，生杀之本始，神明之府也，可不通乎！"

　　《黄帝内经》奠定了中医理论的基础，书中用了大量篇幅向后人介绍了有关疾病预防的许多宝贵经验和临床知识。

　　"阴阳"一词，就是人体疾病过程中呈现在体表的反应物的代名词。人体"腧穴"反应这一生命现象跟"天体"即大自然、天气变化密切相关，紧密相连，具有极其相似的运行变化规律。人体通过体表反应穴位跟外界沟通，进行信息交换，从而直接地影响着人体健康。

　　"五行"一词，本意就是按照"五步"运行的意思。一天之中，白昼到黑夜，从早到晚，从日出到日落共分成五个时间点，这就是"五行"。天体绕着地球转（从直观的认识），气候变化大概五年重复一次，这也就是"五行"。由此延伸到体表经络穴位，在人体纵向和横向排列中亦存在着五个阶段、五个层面的节点关系。

这样一来，人体存在的由经络反应层面关系延伸到天体运行规律层面关系，由天体运行规律层面关系，延伸到"五藏"分类，还有"五藏"各自功能和信息能量的释放等诸多特点，都是"五运行大论"所要详尽讨论的问题。

"五运"即"木火土金水"按"五行"运行的概念，"六气"即"厥阴风木，少阳相火，少阴君火，太阴湿土，阳明燥金，太阳寒水"这样一个"六经"的概念。在疾病和气候预测中，就是采用推算的方法，来预测和解释每年及一年中各个阶段正常和不正常的气候变化和疾病流行情况，其理论基础就是把人体穴位反应跟大自然结合在一起的"天人相应"的整体观，所用词汇大多跟人体穴位反应阴阳经络采用同一数字概念，这就是天干"甲乙丙丁戊己庚辛壬癸"和地支"子丑寅卯辰巳午未申酉戌亥"。运气名称，都是将"三阴三阳"跟"六气、五行属性"结合起来命名。

对于传染性疾病流行，是有章可循的。比如《五常政大论》就有一段话这样说，"岁有胎孕不育"，就是传染疾病的病毒、细菌，也随季节有繁殖快、繁殖慢，甚至不能繁殖的时候。"故治病者，必明天道地理，阴阳更胜，气之先后"。所谓"六气五类，有相胜制也，同者盛之，异者衰之，此天地之道，生化之常也"。我们这里谨举一些例子说明一下。就拿"毛虫、羽虫、介虫、甲虫、鳞虫"等繁殖规律来说吧，"故厥阴司天，毛虫静，羽虫育，介虫不成""在泉，毛虫育，倮虫耗，羽虫不育""少阴司天，羽虫静，介虫育，毛虫不成""在泉，羽虫育，介虫耗不育""太阴司天，倮虫静，鳞虫育，羽虫不成""在泉，倮虫育，鳞虫不成"。道理是，"五类衰盛，备随其气之所宜也"，"故有胎孕不育"。通过这些可以说明，应用古人的运气"生化之别"学说，我们是可以有效预防一些流行性传染病的。

我们要了解和掌握气候和疾病流行规律开展积极预防时，需要记住几个名词概念，争取能懂得一些"运气"知识。

采用"甲子"纪年法，六十年为一周，运气的专业行话叫"天气始于甲，地气始于子。子甲相合，命曰岁立。谨候其时，气可预期"。一般说的"大运"，采用天干"十干统运"，即甲己之岁，土运统之，乙庚之岁，金运统之，丙辛之岁，水运统之，丁壬之岁，木运统之，戊癸之岁，火运统之。"五运"就这样"土金水木火"一直往复循环下去。有一个判断方法，逢阳的天干年主"岁运太过"，逢阴的天干年主"岁运不及"。太过则气盛，不及则气衰。

《素问·气交变大论》有这样一段话："余闻之善言天者，必应于人，善言古者，必验于今，善言气者，必彰于物，善言应者，同天地之化，善言化言变者，通神明之理。"又说："夫道者，上知天文，下知地理，中知人事，可以长久。"这里所说的，位天者，天文也，位地者，地理也，通于人气之变化者，人事也。需要特别指出的是，古人提出"所谓治化，而人应之也"的观点，是在结合人体疾病预防而来下功夫研究"运气"的这样一个初衷和出发点。

下边我们节录了部分有关运气变化与疾病规律的相关内容，供学习参考。

岁木太过，风气流行，脾土受邪。民病飧泄，食减体重，烦冤肠鸣，腹支满，甚则忽忽善怒，眩冒巅疾。

岁火太过，炎暑流行，金肺受邪。民病疟，少气、咳喘、血溢、血泄、注下、嗌燥、耳聋、中热、肩背热。甚则胸中痛，胁支满，胁痛、膺背肩胛间痛，两臂内痛，身热、骨痛而为浸淫。

岁土太过，雨湿流行，肾水受邪。民病腹痛，清厥、意不乐、体重、烦冤。甚则肌肉萎，足痿不收，行善瘈，脚下痛，饮发中满，食减，四肢不举。

岁金太过，燥气流行，肝木受邪。民病两胁下少腹痛，目赤痛，眦疡、耳无所闻。体重烦冤，胸痛引背，两胁满且痛、引少腹。甚则喘咳逆气，肩背痛，尻阴股膝髀腨胻足皆病。

岁水太过，寒气流行，邪害心火。民病身热烦心，躁悸，阴厥、上下中寒，谵妄，心痛。甚则腹大胫肿，喘咳寝汗出，憎风。

岁木不及，燥乃大行，生气失应，草木晚荣。民病中清，胠胁痛，少腹痛，肠鸣、溏泄。复则炎暑流火，病寒热疮疡痱胗痈痤。

岁火不及，寒乃大行，长政不用，物荣而下。凝惨而甚，则阳气不化，乃折荣美。民病胸中痛、胁支满，两胁痛，膺背肩胛间及两臂内痛，郁冒蒙昧，心痛暴喑，胸腹大，胁下与腰背相引而痛，甚则屈不能伸，髋髀如别。

岁土不及，风乃大行，化气不令，草木茂荣。飘扬而甚，秀而不实。民病飧泄，霍乱，体重腹痛，筋骨繇复，肌肉瞤酸，善怒。复则收政严峻，名木苍凋。民病胸胁暴痛，下引少腹，善太息。

岁金不及，炎火乃行，生气乃用，长气专胜，庶物以茂，燥烁以行。民病肩背瞀重，鼽嚏、血便、注下。复则寒雨暴至乃零，冰雹霜雪杀物。民病头脑户痛，延及囟顶发热，口疮，甚则心痛。

岁水不及，湿乃大行，暑雨数至。民病腹满，身重，濡泄，寒疡流水，腰股痛发，腘腨股膝不便，烦冤、足痿清厥，脚下痛。民病寒疾于下，跗肿，甚则腹满浮肿。

作为最经典的中医教材，古人对以上书中这些有关防疫和疾病预防方面的研究成果给予高度评价，所谓"精光之论，大圣之业。宣明大道，通于无穷，究于无极也"。"非夫子孰能言至道欤""非斋戒不敢发，慎传也""乃择良兆而藏之灵室，每旦读之"。

古人通过"运气"研究以及所取得的成果，针对各种严重危害人类健康的传染病，为后人提供了许多用药原则。比如：

当地球处在太阳系北边的时候叫"司天"，在气候异常的情况下，其用药原则："风淫所胜，平以辛凉，佐以苦甘，以甘缓之，以酸泻之。""热淫所胜，平以咸寒，佐以苦甘，以酸收之。""湿淫所胜，平以苦热，佐以酸辛，以苦燥之，以淡泄之。""火淫所胜，平以酸冷，佐以苦甘，以酸收之，以苦发之。""燥淫所胜，平以苦温，佐以酸辛，以苦下之。""寒淫所胜，平以辛热，佐以甘苦，以咸泻之。"

当地球处在太阳系南边的时候，在气候异常情况下，其用药原则："风淫于内，治以辛凉，佐以苦甘，以甘缓之，以辛散之。""热淫于内，治以咸寒，佐以甘苦，以酸收之，以苦发之。""湿淫于内，治以苦热，佐以酸淡，以苦燥之，以淡泄之。""火淫于内，治以咸冷，佐以苦辛，以酸收之，以苦发之。""燥淫于内，治以苦温，佐以甘辛，以苦下之。""寒淫于内，治以甘热，佐以苦辛，以咸泻之，以辛润之，以苦坚之。"

古人评论说，虽然病毒感染引起传染病很严重，然而，人们掌握了运气规律，能根据"五运相袭而皆治之"，它们与人体的"三阴三阳"经络穴位反应有密切关系，所以就总结出："土主甲己，金主乙庚，水主丙辛，木主丁壬，火主戊癸"。以及"子午之上，少阴主之；丑未之上，太阳主之；寅申之上，少阳主之；卯酉之上，阳明主之；辰戌之上，太阳主之；巳亥之上，厥阴主之"这些变化规律，并称这些变化规律就是"天地之阴阳"。

从"数字医学"来讲，古人着重解释说："天地阴阳者，不以数推，以象之谓也。"所谓"天地之动静，神明为之纪""阴阳之升降，寒暑彰其兆""夫数之可数者，人中之阴阳也""夫阴阳者，数之可十，推之可百，数之可千，推之可万"。

有一本叫《太始天元册》的书上这样写着：丹天之气经于牛女戊分，黅天之气经于心尾己分，苍天之气经于危室柳鬼，素天之气经于亢氐昴毕，玄天之气经于张翼娄胃，这就是所谓的"二十八宿"。

古人还反复告诫："夫变化之为用也，在天为玄，在人为道，在地为化，化生五味。道生智，玄生神。神在天为风，在地为木；在天为热，在地为火；在天为湿，在地为土；在天为燥，在地为金；在天为寒，在地为水。故在天为气，在地成形。"所谓"形气相感而化生万物矣"。

在这里还需要大家明白的是，外邪如病毒之类侵犯人体，跟人体产生应激反应后，都会表现在体表的穴位反应上。在传染病流行季节，根据以上原则，我们可以通过各种渠道给药，随时做好防疫和疾病预防准备。

第二十一章　穴位"炎症性改变"临床观察

　　20 世纪 90 年代以前经络研究一直热衷于其实质，太乙中医则试图从"腧穴"本质角度来揭示经络的实质。在从事穴位艾灸（制剂）研制的二十多年中，发现糖尿病、冠心病、高血压微血管病变的结果会在体表一定部位呈现一系列"炎症性改变"，特别是"炎症性扩散"——围绕体表"环形扩散"，符合古典医学"六经传变"规律，引起笔者的兴趣。

　　太乙中医提出一种"再生核医学理论"暨"经络传导"方面的"多极细胞核裂变"假说，由此推论，穴位跟穴位之间可能没有直接联系，穴位跟大脑单线联系，每一个穴位反应可能都是直接从大脑皮层下发出来的。这种"炎症性改变"往往是隐藏着的，所以经过穴位艾火灸灼，最终"发疱破皮"，经络可能就是从一个一个穴位反应的"炎症性改变"中"端络"出来的。

　　针对穴位治病的特殊疗效，进一步分析，治疗危重疑难疾病和养生保健的深层原理，可能来自经络敏感反应点"原点"激活，通过大脑皮层下中枢"中转"，引起细胞间"核裂变"和"传导加速"甚至"发生碰撞"，从而产生一系列"应激反应"和"免疫反应"发挥治疗作用。

　　现在，中医许多关键性技术没有被发掘出来。临床所见，糖尿病、冠心病、高血压微血管病变等许多内脏损坏应用古典的方法可以得到救治，七八十岁的老年斑应用古典的方法可以得到消除。

穴位免疫制剂"太乙阴阳丹"就是新中国成立以来通过发掘整理古典医籍，发现疾病过程中的反应穴位体征，并应用穴位反应体征规律研制的新型"穴位制剂"。实践中发现，遇到癌症、严重糖尿病并发症等疑难疾病，出现比较严重的反应经络体征，手术、单纯的口服药治疗等很难将其根治。但只要找到反应点，通过像"火烧"一般的"艾灸"治疗，一旦穴位出现像"化脓灸"一般的反应，诱发产生了细胞防御等一系列免疫反应和应激反应，所谓的疑难病都会得到最根本的治疗，所以古人说穴位治疗"须得脓出多而疾除"。

历史上有一种专为施用"灸法"之后而配置的"灸疮膏"，其制作多用"灸艾"为原料，穴位制剂"太乙阴阳丹"就具备这方面的功能。

一、"灸刺"治病方法基于穴位"炎症性改变"

在长期从事"糖尿病、冠心病、高血压"微血管病变诊治中，太乙中医发现"糖尿病、冠心病、高血压微血管病变等"的结果，会在体表一定部位呈现一系列"炎症性改变"，特别是"炎症性扩散"围绕体表腧穴部位"环形扩散"这一现象，符合古典医学"六经传变"的规律。以前人们一直以为人体存在一个特殊物质的"经络"传导系统，其实并非如此。二十多年的穴位制剂"太乙阴阳丹"研制，让我们对经络的实质有了新的认识。

古典医学按照体表部位阴阳多少划定的"太阴、少阴、厥阴，太阳、少阳、阳明"区域属性，提示人体不同部位属性完全不同，当年的医学界因此将其作为判定和划分反应穴位区域"归属"的法定部位。通过长期的反应穴位观察分析，古人所说的"传变"就是基于疾病过程中反应穴位向"上下、左右或前后"转移或扩散的病理生理基础。东汉时期著名医家张仲景在其著作《伤寒杂病论》一书中多次提到病邪"传变"的概念，因此才有太阳病、太阴病、太阳少阳合病等各种中医病名的经络命名出现。

"经络本身"只是一个理论性的概念，是临床判定反应穴位归属的界线。

进一步研究发现，穴位跟穴位之间没有直接联系。采用脉诊查体的方法做全身性的检查，在各种疾病中都可以探查到一系列具有"隆起、肿满、寒凉、发热、陷下"等特征的反应经络穴位体征，反应穴位体征经过治疗都会有"红肿热痛、破皮化脓"等一系列炎症性改变出现。这些炎症性改变得到控制直至消失，所患疾病才可以得到彻底治愈。

二、"灸刺"治疗目的在于消除穴位"炎症性改变"

观察发现，按照古典的方法查体所发现的反应穴位，跟"疖肿痈疡"没有本质区别，所以说"灸刺"治疗的目的可能就是基于消除这种"炎症性改变"。临床发现，皮肤出现过敏性反应，皮肤出现皮疹、疮疡疖肿等，都与机体的整体调节作用分不开，都属于自体的一种免疫反应，大概都属于"穴位反应"的范畴。

穴位制剂"太乙阴阳丹"压贴试验中，同一个穴位两边反应完全不同，如果一侧最早出现奇痒，最早破裂、出水、出毒等，那一侧的反应穴位就属于偏热的穴位。

依据古典医籍描述的"经络体征"特征，太乙中医总结了"寒热虚实"四大类型的经络体征，并提出了相关的判定标准。"穴位制剂"太乙阴阳丹压贴治疗的基本原则是，盛的体征用泻法，出湿出水较多，虚的体征反应较慢，不容易出湿出水。热的体征反应迅速，甚至很快出现红肿，多有出毒、出脓现象出现，周围奇痒。寒的体征不容易反应，局部实硬，反应滞后。若治疗日久之后，突然瘀久化热，可能短时间内出现比较严重的"红肿热痛"等炎症性改变，须注意采用脱敏方法调理以及治疗。

以糖尿病为例，治疗前、治疗中和治疗后便可以通过穴位反应体征"存在"或者"消失"作为疗效的评判标准，来判断该疾病是否治愈、是否有效或者无效。在治疗前、治疗后出现的具有明显客观特征的反应体征可供中西医临床诊断和鉴别诊断，一般情况下"糖尿病、冠心病、高血压微血管病变"的穴位反应开始比较轻微，以后逐渐加重，甚至会逐渐出现一系列"炎症性"改变，特别是"炎症性扩散"围绕着体表"环形扩散"的现象。

在糖尿病、高血压、心脑血管疾病后遗症等30多种疾病的"穴位制剂"太乙阴阳丹和中医查体医疗中发现，同一种疾病，反应穴位出现的部位相似，同一属性的疾病，反应穴位体征属性相似，但反应轻重各不相同。治疗需要有各种配套的治疗方法，包括口服中药在内。所有治疗目的，都是为了消除这种"炎症性改变"的各种反应体征。

三、"灸刺"侧重"重症患者"的穴位"炎症性改变"

古语谓，"用针之要，在于知调阴与阳"，这里是泛指所有的穴位外治。临床观察发现，轻浅的病开一些口服的中药就可见效，稍重一点的，需要配合点穴，再稍重一点的，就需要针刺，再重一点的，必须施行艾火"灸灼"治疗。

1987年到2010年太乙中医完整观察了"糖尿病、冠心病、高血压微血管病变"等内科疾病1000多例。所有病例经过治疗以后均陆续暴露出比较严重的经络体征，所有反应穴位具有显著的"盛实、隆起、肿满、寒凉、发热、陷下"甚至坚紧实硬等特征，不采用"灸刺"这样的极端手段很难将它们消除。因为客观上这些反应体征不消除，"糖尿病、冠心病、高血压微血管病变"也就难以达到根治目的。

太乙中医从"糖尿病、冠心病、高血压微血管病变"这一些病变反应体征难以消除出发，发明研制了一种可以替代"灸灼"治病的简捷而有效的方法（即可以产生不用灸而能产生灸的作用的）太乙阴阳丹"神灸压穴疗法"。古语谓，用药如用兵，灸法取法于古代的"火攻"战术。笔者对"灸法治大病"道理的分析，就是当大病缠身的时候，人体免疫力低下，如果恰好在这时候施灸，中枢调控系统在"灸刺法"破皮排毒作用的"激活"下，又将会重新调动非特异性细胞防御、非特异性体液防御，以及各种免疫因子、特异性免疫细胞应答，过敏反应、炎症反应、体温反应等，形成"出毒、出水、化脓"等腧穴反应，来彻底纠正由于各种病变造成的阴阳失调和调控程序上的紊乱。

操作时按照"脉诊查体医疗"的操作步骤，第一步先确定一下"寸口"脉诊部位的脉象"浮沉、大小、快慢"的特征，标记出一个在"浮沉大小快慢"感觉方面比较特殊的脉动部位，绘制成"脉图"。第二步按从上到下、从背部到下肢到腹部、四肢部位的程序，探查到一系列具有"隆起、肿满、寒凉、发热、陷下"等特征的反应经络穴位体征。第三步在脉诊监控下对最主要的"经络反应体征"施行"穴位制剂"太乙阴阳丹"破皮排毒"的经络综合免疫疗法。中药配合点穴或者针刺，或者穴位压贴穴位制剂，等待病人体表相关部位出现穴位反应。

"穴位制剂"太乙阴阳丹使用后大部分穴位反应开始比较轻微，以后逐渐加强，左右两侧反应不够平衡，甚至会逐渐出现一系列"炎症性改变"，特别是"炎症性扩散"围绕着体表"环形扩散"的现象。

四、"灸刺"消除穴位"炎症性改变"疗效观察

太乙中医近年来通过脉诊监控和查找"经络反应体征"，施行艾灸"破皮排毒"的经络综合免疫疗法，通过对1000多例糖尿病、冠心病、高血压微血管病变等"穴位虚实"进行调整的实验观察，其中治愈了许多顽固性糖尿病、冠心病、高血压微血管病变等，创造了一个又一个奇迹。

观察发现，只要是难治的疾病，穴位反应体征一定很重，只有采取灸灼的方法才能消除这样的反应体征，否则一些轻浅的理疗按摩之类，只能产生暂时的效果。

1000多例糖尿病、冠心病、高血压微血管病变等内科疾病病人中，依据1000例不同疾病的反应经络穴位体征辨证分型和分经用药，中药口服配合

"穴位制剂"太乙阴阳丹穴位外治，只要坚持治疗，疗效都十分显著，基本上都能起到立竿见影的效果，直到经络穴位反应体征消失。平均治愈率达到50%，有效率达到95%以上。

其中观察治疗 1 型和具有比较严重并发症的 2 型糖尿病550 例，治疗组500 例，对照组 50 例（采用 1999 年 WHO 暂行糖尿病诊断标准）。治疗组采用针刺、外用药、内服中药"三位一体"疗法，脉象与腧穴联合辨经诊治；对照组单纯内服中药，必要时配合西药达美康。三个月为一疗程，治疗两个疗程（参照《中药新药治疗糖尿病的临床研究指导原则》评价疗效标准），治疗结果：治疗组：临床症状消失，各项指标恢复正常，空腹血糖＜6.1mmol/L，餐后 2 小时血糖＜7.8mmol/L，基本治愈者 250 例，其中包括 10 例 1 型糖尿病患者。显效 150 例，有效 98 例，无效 2 例，基本治愈率达到 50% 以上。1 型患者许多已经用了胰岛素的可以经过一个月左右治疗，然后逐渐停掉胰岛素。对照组：显效 37 例，有效 8 例，无效 5 例，无治愈病例。

五、"灸刺"穴位"炎症性改变"工作结论

1. 发现"经络实质"奥秘

通过"平脉查体"一定诊疗程序后发现，反应穴位可以任意出现在某一部位，进而查找到的反应穴位再采用已知的经络循行和病候概念知识加以归纳。反应穴位靠近哪条经络，就属于哪一条经络的病变，所有治疗过程都不是照着固定经络线上的穴位去治疗。古典医学中所称的"经络"只是一个理论性概念，是应用穴位反应这一生命现象人为设置的虚拟线路。临床辨证的理论杠杆，判定反应穴位归属关系的法定原则和界线。穴位治疗效果的发挥，要看该反应穴位是否发生了"应激"反应，比如出现溃破。"经络的实质是一个个穴位反应的集合联合体"，疗效产生跟经络传导没有关系。

2. 穴位治病机理初步明确

笔者认为"灸刺"穴位外治都是通过穴位反应中的层面关系转变和"炎症性扩散"让后人理解了"六经的传变"的道理。通过大脑皮层下中枢"中转"，引起细胞间"核裂变"和"传导加速"并"发生碰撞"，从而产生一系列"应激反应"和"免疫反应"发挥治疗作用，穴位跟穴位之间没有直接联系。穴位反应可能都跟大脑皮层下中枢单线联系，都是直接从大脑皮层下发出来的。

3. 对"灸灼"需要"破皮排毒"的认识

"健康蜕变"是生物体自身携带的一种功能，包括蜕皮，皮肤溃破，出毒、出水等。从免疫学角度看，所有治疗过程都可能有"健康蜕变"现象出现，会有"破皮排毒"现象出现。穴位反应之后出现"红肿热痛"等，说明病人病情较重，也说明患者免疫功能开始恢复或者开始加强，病情将出现转机。

在对 100 例高血压病患者应用"穴位制剂"太乙阴阳丹的治疗观察中，以高血压病患者已知的反应穴位体征为评判标准，采用中医查体的方法，可以在不检查血压的情况下，对早期的或后期的比较严重的高血压病做出比较确切的诊断，特别是能做到早期发现、早期诊断。

对 50 例冠心病患者观察发现，多数患者的病情轻重情况可以通过经络体征轻重分析出来，多数冠心病患者在左侧上巨虚穴、丰隆穴、郄门穴部位常常出现具有隆起、肿满等显著特征的穴位反应体征。采用中医查体的方法，通过"上巨虚穴、丰隆穴、郄门穴"等反应穴位的调节，可使冠心病心绞痛出现的脉象"沉缓弱无力"等即刻发生改变，最终达到治愈的目的。

对 30 例脑血管意外、脑栓塞、脑血栓形成后遗症患者的治疗观察发现，大部分患者由于发病以前已经具备了发生脑血管病意外的穴位体征，所以在各种病因作用下更易发生脑血管意外。

六、从"炎症性改变"中得到的更多启发

1. 发挥疗效不能忽略"炎症性反应"

"原点"的概念和有关"腧穴反应"的概念，来自《灵枢经》九针十二原篇。"原点"常常出现在"腧穴反应"之上，如果站在医学前沿去探讨"灸刺"治病方法对器质性疾病的治疗机理，去探讨腧穴反应"原点"出现"破皮排毒"产生治疗作用的机理，能够回答这一问题的自然还是现代医学的"体液免疫""细胞免疫"这些知识。"穴位制剂"太乙阴阳丹治疗中要出现"破皮排毒"这类现象，能治愈器质性疾病，从解剖学角度去解释，太乙中医认为可能来自经络敏感反应点"原点"激活，再经过大脑皮层下中枢"中转"，传寄到靶器官或者组织，引起细胞间"核裂变"，引起"传导加速"甚至"发生碰撞"，从而产生一系列"应激反应"和"免疫反应"发挥治疗作用。

2. "原点"和"炎症性改变"包含深层玄机

"脏器损坏可以再生""人体衰老可以康复"，为什么通过"穴位制剂"太乙阴阳丹"破皮排毒"的穴位治疗才能产生？站在当代医学所能接受的立场和角度，需要有一些实验室的证据，来对古典医籍《难经》等记载的"三焦"是"原气之别使""脐下肾间动气""命门学说"等研究成果进行深入论证和探讨。

太乙中医认为，古代的"原点"理论包含"生命活动原点"的深意。据资料考证，《黄帝内经·素问》《黄帝外经·灵枢》，包括《难经》《神农本草经》成书年代均在殷商之时或者之前，而后世往往称《黄帝内经》成书于春秋战国时期，显然有误。《黄帝内经·素问》是研究病理的古代文献，《黄帝外经·灵枢》是研究生理的古代文献（内容讲述发明研制九种针具、探索针刺治病原理等）。包含"生命活动原点"深意"五脏有疾应出十二原、十二原主治五脏病变"的论述就出自《黄帝外经·灵枢》第一

篇文章"九针十二原"。

3. 穴位"炎症性改变"的"核裂变"学说

太乙中医三十多年来采用中西医结合的方法，认真总结了人体疾病的另一规律，从医学前沿的"气象医学"角度观察人体生理病理变化。从皮肤敏感反应点"原点"研究入手，该疗法分析脉象查找反应穴位，依据反应穴位体征处方用药，形成了具有中国特色的新医学、新药学和新中医模式。利用人体自身携带的调控系统，通过"穴位制剂"太乙阴阳丹应激过程的生命活动原点，诱发和激活机体细胞防御，产生一系列免疫反应、应激反应和应有的阴阳调节治疗作用，有效地调节和修复了内脏损坏导致的一系列病理改变。

"量子"科技和原子核"裂变"，是来自新时代的高科技，也是人体科学的前沿。人体数以亿计的细胞中有数百万个细胞会通过"藏象"的表里阴阳关系发生"核裂变"重新复活，组成又一新的机体组织。

太乙中医从人体"细胞膜和细胞核"内外相互关联的认识中，站在细胞膜超微结构研究、内膜系统研究的高起点上，展望体表敏感反应点对于内脏器质性疾病免疫综合治疗的前景。从脑细胞更新和再生的高度来总结"破皮排毒"的人体免疫综合疗法的深层调节作用。认为灸灼之类穴位外治方法产生治疗作用的机理，通过经络敏感反应点"原点"激活，再通过脑组织细胞"核裂变"重新复活，进而引爆内脏细胞"核裂变"，实现损伤部位的重组。

4. 穴位治病深层原理的理论猜想

太乙中医就穴位"炎症性改变"提出一个理论的猜想。长期以来各民族传统医学与现代西方医学存在严重分歧和争议，人体自身存在的具有病理生理特征的"腧穴反应"平衡调节系统，即"气象医学"理论，不久的将来会弥补现代医学理论的许多不足。

中医数千年的发展史，由腧穴理论提升到经脉理论，由经脉理论再提升到"太极"理论，也就是"寸口"脉诊理论。再到药物治疗的中药"归经"

理论，"归经"就是把所有的三百六十五味"基本药物"归纳到一张"人体平面图"中。人为"端络出来"的"十二条经络"，即十二个区域的分界线，经脉与经脉之间的分界线。先有穴位治疗，之后才有药物治疗，等等。

需要指出的是，运用于内脏疾病诊断的"核医学"概念，还有20世纪90年代以来一些人运用放射性元素跟踪观察经络穴位变化的一些概念，跟太乙中医所表述的"核医学"概念相差甚远，不可混淆。

第二十二章　"经典中医"需要纠正的名词概念

药物　药物在中国医学概念里，它是跟食物相对出现的一个概念。西药主要是通过化学、化合作用提取的具有治病作用的药物，中药主要是从大自然界、物理属性上挑选的具有代替穴位治病作用的药物。

本草　"本"是基本的意思，"草"是以植物药为主，所以将药物统称"草"。合起来看，"本草"，顾名思义，就是"基本药物"的意思。有现代学者认为，"诸药以草为本"故名，未免过分牵强。

神农本草经　"神农"，为历史记载中的三皇之一，在位时致力于发展农耕和药物"种植、生产、使用"安全的制度完善，在《黄帝内经》之后，大概在殷商时期，编撰了《神农本草经》一书。

汤液经法　"汤"，汤药的意思。"经法"，按照"经脉"理论、经络循行分布框架下指导下药物运用的法则。所以，继《神农本草经》之后，殷商时医家尹伊撰著的《汤液经法》一书，成为后世用药的指南。

药物归经　"归经"，就是药物使用要纳入经络理论之中，作为最早的用于替代穴位治病的工具，所以，自古就一直在强调"药物归经"。在现代药物学编写中，中药被列入"中药学"一章，也就是说，西医把中药看作另类药物，这是很大的错误。

药物属性　每一味中药，包括草药、动物药、植物药、矿物药、人工金石药，还有许多可以随机取用，可以改善、改变人体穴位反应系统"阴阳失调"状态的各种天然生态物品，都有各自不同的性味特征，药用价值在于它的特殊属性功效，要在每一味中药的"偏性"上下功夫，传说"神农尝百草"就是一个例证。药物属性主要是从"寒热温凉"四气，"辛甘苦酸咸"五味，以及"升降浮沉"作用趋向方面的各种表现来划定。从决定"属性"的这几个方面，最后才能做出每一味中药"归经"的正确评价。

新药开发　"基本药物"的理论和实践，出自一个世界文明古国。古代医家认为，药物应该跟食物一样，有一个相对固定的名称和目录，也就是说，要建立一个国家"基本药物"制度，要像老百姓吃饭必须是以"五谷""五采""五畜""五果"为主。泛滥无限度的药物开发，必须是在"取消一种，增加一种"的原则基础上的开发。就像食物，老百姓生活的必需品，估计全世界人饮食、生活，跟中国差不多，都不会超出人类必需的这些常见的"五谷、杂粮、水果、蔬菜"，药物研究开发的道理也是如此。

辨证　辨证最早是张仲景提出来的，所谓"太阳病脉证并治""阳明病脉证并治""少阳病脉证并治"等。其中，"证"，就是"证据"，就是要了解当时病患者的"脉象"以外的"经络反应体征"。然而，每个药方下边都有脉象的"脉"，没有经络反应体征的"证"。所以，今天我们草草增加了一些所谓的"面色""舌苔、舌质"之类。准确地说，这不能算"客观"证据，因为它很宽泛，很多患者都同时有某一"面色、舌苔、舌质"。

平脉法　可以表示脉诊的术语很多，老百姓说，号脉，拿脉，医生说，切脉，摸脉。最正确的叫"平脉"，即通过一定手法，对患者的脉象进行平衡观察。"平脉法"重在一个"平"字，平衡的"平"。有病之人，左右手脉象不平衡，浮沉不平衡，尺部脉与寸部脉不平衡。无病之人则全部平衡，病小，不平衡的"少"，病大，不平衡的多。所以，从事这一工作，一定要明白为什么要给病人摸脉。

平脉查体　中医查体最大的特点，是在寸口脉的提示下，或者说以寸口脉诊为导向，去进行第二步的脉诊，经络穴位检查的脉诊，它们合起来共同叫"平脉查体"。

　　经脉、经络　了解中医的人都知道，古人口中的"脉"，就是十二经脉。十二经脉，就是所有的可能出现某种形式的穴位反应的部位和特定穴位。"寸口"即为特定部位的穴位，"络脉""络穴"即为特定部位。由于脉的概念比较大，又有"经脉"和"络脉"之称等，所以习惯就称之"经络"。"经络"一词，涵盖了"经脉"也涵盖了"络脉"，经脉有十二条，络脉也应有十二条，后人加上任脉、督脉和脾的一个有代表性的络脉，就变成"十五络脉"了。

　　端络经脉　"经脉"一词，顾名思义，是指发生在一个路径上所经过之脉，所以叫"经脉"。不同的人、不同的病，反映出来的穴位位置多有差异，而且这样的穴位反应是日积月累形成的粗浅概念，要细化、要确定它们经常出现的部位，是很难的事，所以需要仔细，需要时间，需要很多专家的合作完成，所以就用了一个"端络"的词汇，叫"端络经脉"。

　　原穴、络穴　确定经脉循行之后，还有一个议程，就是与经脉表里配伍的问题，有阴就有阳，经脉"深不可见"，因为它意味着未来的"脉动"，就是经脉。恰好，体表就有"可见"的"静脉血管"，从这里，就引申出来"经脉深不可见""可见的就是络脉"。当反复考究，最后发现，几个很容易看到的"络脉"出现部位，经过讨论，这样的部位在各个经脉都可能找到几个，最终确定了十二个"络穴"部位，又被称为"十二经别"，经脉从这里别出，跟另一个经脉连接的连通通道。"原穴"则不然，它的出现是跟区域划分阴阳属性有关。人体四个大关节以下，到指趾末端，算作一个线段，一头阴，一头阳，都从"指趾"端算，阴经"木火土金水"排列，阳经"金水木火土"排列。在其中间的阴阳等分处，就确定为"原穴"。

　　原点　《黄帝内经·素问》与《灵枢经》（也就是《黄帝外经》），互为表里，《素问》着重讨论病理方面的知识问题，《灵枢》着重讨论生理方面的问题，这就是"内、外"经分开的道理所在。"原点"就是最大的一个生理方面的问题，因为当时医学专家都知道，号称"平人气象"的研究，源头是一个个"反应穴位"，所以称之"原点"。在数学化的测量中，大约原穴与络穴是要成一定比例的，比如常数"阴与阳"的比率是"10：9"，所以"原穴"代表阴与"络穴"代表阳的比，亦是"10：9"，否则，就称之为"阴阳失调"。

郄穴 "郄"字是一个有含义的字，表示空间、空隙。也就是说，在人体某一个经络穴位上可能会出现一个"空隙"，就像一件衣服有了破损，有了个"洞"一样，这就是古人对穴位概念的最早认识。如果人体皮肤这个防卫系统很健康，很致密，就不会有病邪入侵。只要有空隙，就可能有病邪入侵人体。在病邪入侵的地方，人体免疫系统迅速集结，便形成一个新的穴位，这是对穴位形成概念最好的诠释。在这里出现的"郄穴"概念，意味着，在一条经脉上，最容易出现穴位反应的可能就是这个部位，所以这个部位很重要，需要经常防范。

第二十三章　太乙中医疑难病案选评

案例一：依据经络体征辨证根治高血压

张某，女75岁，住甘肃平凉，2017年5月25日初诊。主诉：头晕、全身无力，眼睛视物模糊、看不清东西，血压高5年，加重3个月。每天早起感觉头晕，大便干，膝踝关节疼痛，活动不便。同时患糖尿病，已有10多年，曾多次住院治疗。按照古法"平脉查体"：寸口脉象，左脉沉弦缓，右弦缓略大。反应穴位体征：右风池，右肺俞，左肝俞，左昆仑、太溪，右光明等。诊断：高血压、糖尿病微血管病变。肝郁脾虚，手足少阳、阳明经气不利。中药处方：川芎10g，当归10g，黄芩10g，焦山栀6g，天麻15g，钩藤10g，石决明15g，怀牛膝10g，盐炒杜仲10g，桑寄生15g，益母草15g，人参10g，麻黄10g，桂枝10g，赤芍药10g，防风10g，羌活6g，独活10g，茯苓10g，甘草9g，生姜3片，大枣1枚。生水煎，稍热服。1日3次。20剂。服后随访，效果十分满意，血压、血糖均恢复正常。

案例二：暑热重感冒治验

王某，女，52岁，北京中信集团某证券公司领导，2017年7月9日初诊。主诉：咳嗽、咽痛，口干、头胀痛3天。3天前在深圳出差，感染病毒感冒，一吹空调就浑身发冷。体温不高，头胀得难受，服西药感冒不见好转，改服汤药也未见明显效果。想起以前屡次有不适找郭太乙点穴很有效，所以再次来求点穴治疗。按照古法诊疗程序，平脉查体：寸口脉象，濡软右略现有力。大椎、肺俞、脾俞、尺泽等出现明显穴位反应。诊断为急性上呼吸道感染，辨证为暑热感冒。以独特点穴手法，轻宣肺卫气分，平调心脾营分，疏通营卫之气，激活患者自身免疫系统。不到 10 分钟，患者感觉一身轻快，头胀痛立刻感觉有明显好转。

次日来诊，主诉：感觉轻松了许多，头不那么难受，嗓子也好多了。脉象感觉有力了许多，左肺俞有明显瘀斑出现，尺泽等穴位反应程度上稍有减轻。处置方法：稍稍调整手法，兼顾搜风清热，养阴祛暑，调和营卫。同样在借助穴位反应的综合免疫能力，在没有使用任何药物的情况下，第三日来诊，主诉一切症状消失，已经上班工作，精神恢复正常。

讨论与思考：病毒感冒是非常常见的疾病，许多患者长期服药，甚至输液一两周都有治不好的。就在当日，有一位卫生监督所的领导也患有同样的感冒。当时正在医院做各种检查，体温不高，血压正常，心电图基本正常，单单心率快，达到 104 次/分钟，开西药效果也不见明显。如果是中西医结合，西医检查完了，发现有脉象的异常、心率快，就可以选择中医方法调理。通过脉象监控，穴位调理，可能很快心率就会正常，全身各种感冒症状立刻得到改善，以至于彻底消失。当然，除了穴位调理，中药也有很好的治法。发生在暑季的感冒，同样是病毒，四季不同，病毒的属性有区别。暑季感冒病毒侵犯的脏腑部位多为心与心包经，所以常用入心经的苏叶、香薷，入肾经的藿香等，就能对抗这种病毒引起的感染。还有一个简便的方子，被记载在《肘后方》一书中。方子构成是：淡豆豉一两（折合为现在的 30～50g），葱白三茎。煎汤稍凉服，每日 2～3 次，连服 3 天。总之，中医治病，要对病情有详细的了解，特别是从脉象到穴位反应的检查，会很快判断出病情真实属性。淡豆豉味酸微带咸苦，酸补肺，咸补心，正好符合暑热感冒病毒容易侵犯心阳、折伤肺阴的病机；葱白辛味通阳补肝，同时又通利肺窍，清利咽喉，解表祛风，治疗头痛。所以，无论哪种方法，只要符合当时病变的病机，去除了病因，都会取得满意疗效。这就是点穴方法所以治好了盛夏流感，取得点穴治疗感冒最佳疗效的道理所在。

案例三：郁证痰饮水肿真热假寒治验

朱某，女，56 岁，家住江苏泰州，2010 年 12 月 29 日初诊。患者叙述治病经过。多年以来，尿道发炎，小便不利，上腹胀痛，手脸发胀。西医说是精神异常，中西药物调理都不见效果。后来自己买了磁疗床，电烤以后，身上到处起水疱。实在没有办法，只好到北京找专家看。2010 年 11 月 10 日，排队就诊著名中医专家王教授，开了 20 剂祛风活血的药。3 周后，12 月 1 日调了一下药方，又开了 20 剂中药，效果还是不太好。12 月 18 日，又去挂陈教授的号，认为是"奔豚症"，服了药还是不见明显效果。12 月 25 日，患者感觉自己胸闷，汗多，口干，大便干，三四日一次，两胁胀，面部浮肿，胃痛，咯黄痰。舌苔薄黄，脉细。重开一方。服药后自己感觉还是没有明显效果。经实习学生推荐，来北京太乙中医诊所诊治。

主诉：腹部胀痛，气往上冲，有水声，浑身没劲，背痛。按照古法中医"平脉查体"，右关脉濡缓弦微实。反应穴位：大椎、颈椎二、三左夹脊，筋缩、期门、左胃俞等，后背部有多处灸灼瘢痕。诊断为：郁证，痰饮水肿，胆胃郁热夹风。治则：解郁祛痰搜风，清热利胆和胃。处方：姜半夏 10g，白茯苓 10g，陈皮 15g，青皮 10g，生地黄 30g，生滑石 15g，生石膏 10g，杭菊花 10g，生黄芪 15g，防风 10g，生甘草 6g。5 剂，长流水煎，稍温口服，每日 3 次。同时配合点穴调理，每日 1 次。5 天后患者感觉有了精神，头脑清醒，胸腹两胁渐觉顺畅，大小便也比较正常。2011 年 1 月 5 日，前方去半夏、黄芪，加竹叶 10g，葶苈子 10g，继续服用。

2011 年 1 月 16 日复诊：自觉症状基本消失，大小便通畅，腹胀腹痛消失。"平脉查体"结果：寸口脉象，左右手俱微弦，柔和有力，右稍偏大，反应经络穴位体征多有改善。2011 年 1 月 20 日结束治疗。遵前方意，自带中药 10 剂回家，并留下感谢信，以表谢意。

讨论和思考：中医疑难杂症处理，还是要按照经络穴位分布情况，在寸口脉象的提示下，明确病变的病位和病性。该患者所患之病，按照《灵枢经》记载，从属性上说，患者属于木中火性之人，容易气郁，容易痰阻，容易出现胸脘不利。究其原因和主要病机，乃虚中夹湿夹痰。由于该患者水湿停留日久，必然腹胀胸闷，二便不利。治疗首当利气解郁，尽快解决痰湿中阻，影响二便这一严重问题。从王教授的处方看，2010年11月10日第一方：紫苏10g，生甘草6g，茜草10g，仙鹤草15g，黄芩10g，百合20g，百部15g，乌梅20g，蝉衣10g，土茯苓20g，明天麻15g，杏仁10g，枇杷叶15g。在效果不明显时，2010年12月1日又开出第二方：乌梅20g，蝉衣10g，银柴胡12g，土茯苓20g，明天麻15g，冬瓜皮30g，制首乌20g，百合20g，细辛3g，黄芩10g，辛夷花10g，草薢蓠15g，苏叶15g，川朴6g。再次服药后，还是没有明显效果，似乎是没有很好切中病机。

陈教授2010年12月18日所开出的第一方：苍术10g，厚朴10g，陈皮10g，猪苓10g，茯苓30g，泽泻15g，桂枝10g，车前子15g，当归10g，浙贝15g，苦参10g。服用后效果还是不明显，2010年12月25日复开一方：生地15g，沙参10g，当归10g，枸杞子15g，麦冬10g，川楝子10g，党参10g，五味子10g，全瓜蒌15g，薤白10g，决明子30g，延胡索10g，山萸肉18g。最后还是没有取得满意疗效。

《黄帝内经·徵四失论》曾讲过，单靠摸摸寸口脉不可能完全把握病情，也就不能开出有效处方，所以临床医生但凡处方用药，必须要求"平脉"后再全面"查体"，做详细系统的经络穴位检查。本案中，患者口述：陈教授不好好摸脉，王教授更不好好摸脉，开药之前就连摸摸脉我们也做不到，更谈不上"平脉查体"了。甚至说，就是仅仅凭借询问患者症状开药，经言"肺邪在肩背，心邪在胸胁，肝邪在颈，脾邪在腹，肾邪在腰"。患者多次说，肩背不适，即当责之于肺。用药中我们要泻肺而不是补肺，经言"辛泻肺"，又"辛补肝，酸泻肝"。木郁之人，多会兼加火邪困扰，虽自己感觉寒凉，实乃火热郁结在内，不可用补。郁证首先是解郁，痰饮必须首先考虑利湿。在对该患者的配方中，半夏、葶苈子皆能泻肺，又能补肝。青皮利气，加上陈皮疏肝解郁。茯苓健脾利湿，竹叶、石膏、滑石清热通利小便。菊花泻火，生地凉血养阴，这样一来，水湿自然就会消去。另外，该配方中，配伍防风祛风，甘草、黄芪益气补虚。再加上多处穴位调理，所以收效很快。

对于这样一个寒热夹杂之郁证痰饮患者，在病情还不明确之前，建议可以先予穴位调理，那是一个好办法，见效也快。穴位治疗中，通过对穴位反应属性的认识，更有利于掌握病情，开出有效方剂。孙思邈曾言说："灸刺治其外，汤液治其内，则疾无逃矣。"全科中医，不只是懂得开药就行，不懂穴位反应，就失去了中医基础。前人所谓"学医不懂经络，开口动手便错"，希望我们的大专家更应带这个头。

案例四：虚人误治致心慌气短治验

张某，女，70岁，住西安北郊大学城，初诊于2017年4月1日。主诉：怕风，易感冒，出汗多，心慌、气短、乏力一年多。平时特别怕冷，胁痛，头痛头晕，小便少，尿路感染。不敢喝凉水，服药不慎、吃冷物就腹泻。性格孤僻，不愿跟人交流。曾有腰椎间盘脱出，咽炎，甲状腺结节，乳腺增生，颌下淋巴结肿大，血脂高，胸闷，腹大，心跳心慌，晚上容易犯病，心率稍快就觉得难受，最近连续6天晚上犯病。西医诊断为冠心病，曾住院做过手术。一年多来到处求专家看病，吃药不见明显效果。

采用古法"平脉查体"医疗技术：寸口脉象，浮弦紧、左甚。反应穴位检查：大椎，陶道，崇骨，膈俞，左脾俞，右丰隆，右三阴交，右太溪等。诊断：西医"冠心病"、自主神经功能紊乱，中医"心包络病"，虚人误治致"汗出心悸综合征"。初拟处方：人参10g，桂枝10g，赤芍10g，丹参20g，远志10g，柏子仁15g，茯苓10g，麦冬10g，五味子5g，干姜4g，黄芩10g，制半夏10g，炒枳实6g，葛根15g，升麻6g，炙甘草9g。加生姜3片、大枣2枚，冷水煎，温服，每日3次，5剂。

上药口服后，次日脉象即由浮弦紧变为小弦紧，尤其是左脉，紧脉提示虚邪内盛作祟，自诉药后屁多。整体看来病情有一定起色，精神略有好转。又重新化裁前方：加川芎 10g，细辛 3g，白术 10g，人参换为党参 15g，赤芍换炒白芍 10g，茯苓换茯神 10g，余如前方。

2017 年 5 月 1 日复诊：寸口脉左仍稍现虚弦紧。依前方再加全瓜蒌 10g，去枳实加炒枳壳 10g，加生黄芪 15g，生白术 10g，煅龙骨 15g，煅牡蛎 15g，继续服用。2017 年 6 月 1 日复诊：脉象基本平和，各种症状及自觉不适基本消失，精神状况良好。

讨论与思考：太乙中医查体医疗，贯彻和依据的是古法医疗的技术。我们说，经络穴位诊断是中医的基础，脉象是穴位反应的集中表现。张仲景感慨于医疗的弊端说："经络腑俞，阴阳会通，玄冥幽微，变化难极。""观今之医，不念思求经旨，以演其所知。省疾问病，相对须臾，便处汤药。按寸不及尺，握手不及足，所谓窥管而已。"严厉批评了社会上的医生，批评他们不去深入了解病情，做详细系统的经络穴位反应检查。孙思邈也很早就告诫人们："大医之体，省病诊疾，至意深心，详察形候，纤毫勿失，处判针药，无得参差。须临事不惑，不得于性命之上，率尔自逞俊快，邀射名誉，甚不仁矣。"

本例张姓患者，处方修改了两次。开始那个处方，修改的理由是邪盛，用药偏补，调整后加进了几味搜风驱邪的药。第二次修改，在邪气稍减之后，加进了宽胸利气活血的药，修改的依据是穴位反应体征提供的特殊反应数据。原处方中，加川芎（木中土）、细辛（木中金）两味偏于肺脾的辛味药，在于补肝，在于通阳。加白术（水中土），也在补脾培土生金，加强肺"治节、通调水道"的功能，也有止汗作用。人参（土中土）换为党参（土中火），在于提升肺卫功能，而不过早用补，助长邪气。赤芍换炒白芍（金中土），在于直泻脾邪，减去对肾水的压力。茯苓换茯神（土中水），在于祛湿利水，更在安神定志。二次调整，加全瓜蒌（金中金），在于宽胸利气，去枳实加炒枳壳（金中木），在于病位在胸膺不在脘腹。加生黄芪（土中木），在于益气强卫，加生白术（水中土），在于健脾，并助黄芪加强卫外能力。加煅龙骨（木中火）、煅牡蛎（火中金），在于收涩止汗、调元益精。虽很少调整，却更切近病情。

关于分经用药，历史资料很少，从《神农本草经》以下，药物的属性认识被淡化，各家学说在于宣扬某药治某病，某方剂治某病。所以，要回归到以前以穴位反应为基础的辨证分经用药模式中去，就得从头开始，就得再回到《神农本草经》《汤液经法》的时代，走回头路。按照现存《汤液经法》25 味基本药物的挑选条件，按照《灵枢经》反应穴位属性归纳的"五输穴"属性分段判断标准，可以大致修改和进一步厘定历史上无数中草药、众多方剂在归经用药上的杂乱无章。

第二十四章　神灸"丹贴疗法"使用手册

　　全面研究人体功能表现时发现，疾病产生有在体内的，有在体外的，需要内治和外治。古语谓，"一针二灸三吃药"，现代则"手术药物后针灸"。物理学认为，力点距支点愈远则作用力愈大。人体有大脑支配，神经管理着全身。大脑有皮层，神经有末梢，经络穴位正好在神经末梢聚集部位。历代分外重视"针灸外治"简便神效者，其理在于"末梢力之宏伟"，所谓"四两拨千斤"。古代善养生者，慎于调摄七情六欲，重视按摩九窍气穴；善疗疾者，首选针石之法捷，次用药物之缓功。然今时不同，人体娇贵，不耐针石，经济富裕，不在钱财。开口手术，动手打针，于毒副作用无所顾忌，古人谓"针灸治其外，汤液治其内，则疾无逃矣"。

　　为取用方便，经反复试验，今推出神灸丹贴一法，为多载从事岐黄医学之奉献。上下五千年，捷法"灸刺术"传世。是法精究针刺穴位外治原理，汇集历代穴位外治经验，几经易方，几经锤炼，研制一种可集穴位外治诸法于一身之"丹贴神灸药丸"。有人赞扬说："不向老君炉中取丹，偏到悬崖壁上寻丸。"诚如是，仁人之心，拳拳在膺。该药丸貌似寻常，实不寻常。治分缓急，性分寒热，可以补虚，可以泄实，用者自由随便使用。治法简单，在于寻找敏感点，分别寒与热。疼痛自可知，痒麻岂难寻。哪儿有不适，哪儿去循按。非功莫偿，无效莫传，捷法考究，治法简便。免畏针之虑，少灼艾之痛。医患皆可操作，防治都很方便。

太乙阴阳丹"丹贴"替代古代"灸刺"法，是一个历史性的创举。它是根据传统经络学说和针灸治病原理，在疾病相应的"腧穴"反应点上，"不灸而灸"的外治医疗保健方法，达到代替按摩、点穴、针刺、艾灸的治病作用。易学易用，携带方便，治病无痛苦，无副作用，且多数能达到治愈疾病的目的。在人工智能技术穴位外治药丹的研制过程中，搜集了大量古今医药资料，在秉持创新理念上，丹贴疗法，集合按摩、点穴、针刺、艾灸治病原理于一体，操作简单快捷，制剂工艺新颖，师古而不泥古。通过对人体相关免疫部位的探查和丹贴穴位调理，在"平衡阴阳"方面，采用以"补虚"为主的穴位按压和多种名贵中药材制成的"丹药"，丹贴致敏，激活人体自身的免疫系统，有类似传统按摩、点穴、"艾灸"治病功效的一种新型经络外治方法。

经大量临床验证，它学习容易，功能齐全，具备诊断和治疗多重作用。方法简便易行，治疗原理深奥，手段双管齐下。既具有穴位按压的机械作用，又具有穴位药疗的药理作用。既适合医疗单位使用，又适合患者家庭医疗保健，具有广泛的临床应用价值。该项技术 1991 年通过权威的专家技术鉴定，是一种适合全民医疗保健的新型疾病诊疗技术。

（一）"丹贴"治病原理

在身体表面某一跟疾病痛苦相呼应的腧穴（即经络敏感点）上，历代创造了许多人工智能治病方法。药丹贴压，调整内脏功能，提高人体免疫功能，可以达到治疗疾病的目的。该疗法通过物理压迫和药理作用（特别提取天然形成的金石之类药品）等，起到类似艾灸治病一样的效果。因为不灸而灸，所以称之为神灸。它以中国古典气象医学经络理论为基础，以穴位反应点体征存在和改变为依据。经络穴位是神经纤维和毛细血管密集聚合的部位，是气血运行的通道，与体内外环境息息相关，有沟通表里、联系上下的作用。经络敏感点体征是内脏病变在体表的反应，通过调整和消除体表敏感点体征可以起到治疗疾病的目的。

穴位反应治疗是药物治病的前身，最早可以追溯到殷商以前那个年代。太乙阴阳丹治病范围宽泛，特色之一是针对"穴位敏感点"体征丹贴。疗效的产生，除要求取穴要准外，还应针对"穴位敏感点"体征迅速产生"激活"身体免疫力的刺激和调节作用。以前的"压穴、针刺、艾灸、理疗"等，只讲书本上的穴位，忽视了"腧穴"所限定的"敏感反应点"这一含义，或多或少会影响针刺、艾灸治疗的效果。太乙阴阳丹在治疗和预防各科急慢性疾病方面，创立了一种独特的穴位免疫促进剂的疗法，具有简便廉的神奇疗效。作为"代针代灸"的一种独特的穴位外治疗法，可单独使用，也可作为中西医治疗各科疾病的辅助疗法，适应城镇乡村所有基层医疗单位，也可作为家庭医疗广大群众自我保健的方法大面积推广。

（二）"丹贴"反应体征辨认

1. 疼痛　为神经感觉之一，属于实的体征，自发疼痛为表里俱实（经脉为表，络脉为里）。隐性疼痛，初按痛甚，久按痛减为表实里虚；初按痛微，久按痛甚为表虚里实。

前者如风湿性疼痛、痛风性关节炎、牙痛、三叉神经痛、肠胃病腹痛、肋间神经痛、网球肘、颈椎病、骨质增生部位的疼痛，俱宜泻，不能久按。后者如哮喘、咳嗽、腰肌劳损等背俞穴出现敏感点等。

2. 痒麻　为神经传导异常出现的感觉异常之一，属于虚的体征，如各类神经炎、神经元病变、神经根炎等出现肢体皮肤发痒、麻木无力等。自发痒麻为表里俱虚，隐匿性存在，轻按则甚，重按反减者为虚中夹实，如各类神经痛、各经络腧穴的敏感反应等。

3. 肿满　即局部隆起，肿满，局部颜色暗淡或青白，或局部隆起，色泽变化很小或无变化，按压局部陷下者为阳虚。

4. 肿胀　局部肿胀，或漫肿无边，皮肤颜色变化小。多为气阴两虚，或阴虚，按压穴下有条索状反应物指下滚动者为虚中有实。

5. 陷下　局部皮肤肌肉松弛、软缓无力。陷下者为阳虚，兼微热，汗出为阴阳两虚。

6. 寒　局部温度较低，手指触摸有凉意或寒凉感。轻按寒凉为表寒，重按久按寒凉，或寒意逼人为寒实或阴寒。

7. 热　局部温度较高，或兼见红肿热痛，多为盛实表现。

8. 虚　局部虚濡，陷下，松弛。按压局部组织松弛、软缓无力，不耐寻按。

9. 实　局部坚实、牢实或坚硬异常。

10. 涩　局部皮肤粗糙、涩滞，皮肤色暗，毛眼发黑，或见皮肤甲错。

11. 滑　局部皮肤光滑、滑润、柔嫩。

12. 冷　局部厥逆冰冷。

13. 湿　局部潮湿。

14. 汗　局部汗出。

15. 络虚　局部络脉浮大而虚空。

16. 络实　局部络脉青紫、充盈、怒张。

17. 络瘀　局部络脉发青紫、黑暗。

18. 络陷　局部络脉如沟壑深陷。

19. 色青　主肝病。

20. 色白　主肺病。

21. 色红赤　主心病

22. 色黑　主肾病。

23. 色黄　主脾病。

（三）"丹贴"常用"经穴"主治

百会：中风、头痛、眩晕、癫狂，脱肛。小儿急慢惊风，夜啼。

风池： 中风，头痛，项强，面瘫，伤风，偏正头风。

风府： 眩晕、癫狂，中风偏瘫，半身不遂。

哑门： 休克，昏迷，癫狂，神识不清，癫痫，聋哑，眩晕，耳鸣。

印堂： 诸风，头痛，头昏，失眠。

太阳： 眼疾，目赤痛，头痛，偏正头风。

下关： 三叉神经痛，牙痛，面瘫，面肌痉挛，下颌关节炎。

牵正： 面瘫。

阳白： 头痛，目眩，惊风，癫痫，耳鸣，面部神经痛。

四白： 面瘫，面神经痛。

华盖： 哮喘，咳嗽。

膻中： 胸痛，心悸，咳嗽，哮喘。

璇玑： 哮喘，胸痛，气急。

中府： 胸满，胸痛，咳逆上气，腹满，四肢肿胀。

期门： 肝病，胸胁痛，胁下支满，少阳发热，女人热入血室，神识不清。

日月： 胁下痛，肋间神经痛，带状疱疹，急慢性胆囊炎。

鸠尾： 癫痫，心绞痛。

巨阙： 心绞痛，心悸，怔忡。

中脘： 胃痛，胃胀满，胃脘痛，多痰，眩晕，痞满。

建里： 胃胀满，胃脘痛。

神阙： 脾病，身重，体虚，晕眩，疝气，腹泻，痢疾，小儿百病。

石门： 不孕不育，绝经，更年期，甲状腺亢进，前列腺增生，避孕。

关元： 遗精，滑泄，梦遗，腹痛，妇科百病，诸虚，泄泻，小儿遗尿。

中极： 小肠疝气，遗精，滑泄，梦遗，小儿遗尿。

天枢： 腹痛，泄泻，减肥，腹满，水肿。

大横： 腹胀，腹水，肥胖，减肥。

章门： 腰痛，腹胀，食少，咽膈不利，食不下，肿满。

带脉：月经不调，崩漏，腰痛，妇科百病。

大椎：慢性虚损，五劳七伤，癥瘕积聚，发热感冒，咳嗽喘急，免疫力低下。

崇骨：虚损劳伤，免疫力低下。

大杼：发热感冒。

风门：心悸，气短，心律失常，虚劳，骨蒸。

肺俞：咳嗽，气喘，小便不利，前列腺增生，安神，益气，定志。

心俞：心律失常，失眠，多梦，心气不足。

膈俞：噎膈，心慌，心跳，气喘，胸膈不利。

肝俞：肝病，腹满，胃痛，腹痛，泄泻，食少，精神不振，腰痛。

胆俞：肝胃不和，抑郁不乐，行动痴呆，精神异常，胆结石，胆囊炎。

脾俞：消化不良，体弱多病，运化失常，便秘，腹泻，水肿，腰痛。

胃俞：胃痛，食少，腹胀，肠炎，泄泻，肾病，腹水，体虚多病。

命门：阳痿，遗精，滑泄，命门火衰，腰痛，痛经，月经不调，妇科百病。

肾俞：腰痛，不孕不育，性功能低下，肾病水肿。

大肠俞：腹泻，腰痛，肾阳不足。

腰俞：脊髓损伤，肌肉萎缩，性功能低下，癫痫，抽风，坐骨神经痛。

环跳：半身不遂，中风偏瘫，风湿痹痛，肌肉萎缩，坐骨神经痛。

殷门：恶性肿瘤，风湿痹痛，坐骨神经痛。

委中：腰痛，胃痛，胃溃疡，十二指肠溃疡，风湿痹痛，肿瘤。

陵后：聋哑，耳聋，耳鸣，抑郁症，风湿，关节炎，糖尿病，冠心病。

跗阳：高血压，糖尿病，冠心病，恶性肿瘤，脱发，面部雀斑，青春痘。

三阴交：内分泌失调，妇科杂症，痛经，月经不调，闭经，子宫出血。

交信：性功能低下，不孕不育，房事过多，饮酒伤神，情感异常。

太溪：肾阳不足，虚阳外越，面部潮红，心律失常，期前收缩。

涌泉：脚跟痛，肾阴不足，血糖升高，流鼻血，高血压，头痛。

筑宾：肾病，浮肿，眼疾，视力模糊，青光眼，白内障。

膝眼：类风湿，关节疼痛，风湿性关节炎，浮肿，腰膝无力。

阳陵泉：坐骨神经痛，中风偏瘫，半身不遂，肝胆郁热，风湿痹痛。

足三里：强壮穴。胃病，肝病，肾病，肺病，糖尿病，高血压。

上巨虚：强身健体。虚弱，肠胃不好，腹痛，腰痛，妇科百病。

条口：肩周炎，肩臂痛，冠心病，心绞痛，心包炎，中风昏迷。

光明：眼疾，失明，头痛，脑胀，耳鸣，抑郁症，肝经湿热。

丘墟：脚踝扭伤，四肢浮肿，肋间神经痛，头痛。

太冲：头痛，中风偏瘫，半身不遂，抑郁症，肝火上炎，目疾。

冲阳：肌肉萎缩，神经麻痹，头痛脑热，神志不清。

尺泽：咳嗽，肺炎，哮喘，头痛。

曲泽：腹痛，呕吐，胃胀，胸膈不利，乳腺增生，心脏病。

郄门：心律失常，心慌气短，心肌缺血，冠心病。

内关：高血压，胃痛，恶心，胸闷，胸痛。

神门：失眠，心悸，心力衰竭。

太渊：无脉症，头痛，肺炎，咳嗽。

列缺：头痛，咳嗽，头面诸疾，肺系常见病。

合谷：头面、口腔诸疾，牙痛，面瘫，三叉神经痛。

外关：头痛，偏头痛。少阳头痛、发热，风热外感。

支沟：神经痛，疟疾，发热。

孔最：头痛，神经痛，咳嗽，肺炎，虚劳，骨蒸。

曲池：高血压，中风偏瘫，风湿，关节炎。

温溜：神经衰弱，肠炎，腹痛，抑郁症，肌肉萎缩。

（四）百病"丹贴"治疗

1. 颈椎病　天柱、大椎、夹脊、肩井、肝俞、条口、跗阳、委中。

2. 糖尿病

方法一：肺俞、膈俞、肝俞、脾俞、足三里。

方法二：大杼、膈俞、脾俞、胃俞、左膏肓、足三里。

3. 肩周炎　肺俞、肩井、天宗、内关、条口。

4. 落枕

方法一：肩井、肺俞、风门、悬钟、内关、足三里。

方法二：天柱、肩井、肩中俞、中渚、悬钟。

5. 肩臂痛　肩井、天宗、风门、足三里。

6. 肩背痛（肩背肌肉劳损）

方法一：风门、肺俞、膏肓、中渚、外关。

方法二：肺俞、至阳、肝俞、足三里。

7. 急性腰扭伤　人中、十四椎右夹脊、腰俞、中渚、肝俞。

8. 肾虚腰痛　肾俞、腰眼、委中、脾俞。

9. 骨质增生（骨刺）　局部痛点、肺俞、肝俞、脾俞、肾俞。

10. 网球肘　肝俞、肺俞、内关、肘髎。

11. 腱鞘炎　局部痛点、肺俞、肝俞、脾俞。

12. 类风湿　阳溪、阳陵泉、委中、肾俞、三焦俞、悬钟、膝眼、阴陵泉、肺俞、肝俞。

13. 坐骨神经痛　环跳、昆仑、阳陵、委中、足临泣、照海、肝俞。

14. 神经衰弱

方法一：印堂、百会、神门、三阴交、足三里、身柱。

方法二：太冲、足三里、太溪、三阴交、阴陵泉。

15. 偏头痛

方法一：风池、大椎、尺泽、印堂、太阳。

方法二：孔最、太冲、列缺、风池、大椎、外关。

16. 神经性耳鸣

方法一：翳风、内关、太冲、太溪、足三里。

方法二：偏历、外关、风池、百会、悬钟、太冲、太溪。

17. 梅尼埃病

方法一：百会、风池、合谷、内关、足三里、太溪、肝俞。

方法二：肺俞、肝俞、百会、左风池、内关、太溪、足三里。

18. 面神经麻痹

方法一：健侧合谷、颊车、地仓、风池、跗阳、足三里。

方法二：牵正、听会、风池、合谷、跗阳。

19. 面肌痉挛　悬颅、合谷、内关、太冲、足临泣。

20. 多发性神经根炎

方法一：肺俞、厥阴俞、中府、大杼、膻中、巨阙、足三里、条口、上巨虚。

方法二：肺俞、中府、心俞、肝俞、脾俞、阳池、阳陵泉、丘墟、太冲、足三里。

21. 末梢神经炎

方法一：阳池、丘墟、外关、足三里。

方法二：阳池、足三里、内关、肺俞、肝俞。

22. 手臂震颤　少海、肺俞、肝俞。

23. 偏瘫、半身不遂

方法一：风池、肩井、肩髃、曲池、合谷、手三里、四渎、环跳、风市、阳陵泉、悬钟、涌泉。

方法二：厥阴俞、胆俞、温溜、手三里、合谷、足三里、下巨虚、昆仑。

方法三：合谷、内关、太冲、太溪、悬钟、漏谷、足三里。

方法四：天柱、心俞、肝俞、四渎、手三里、温溜、合谷、阳陵泉、风市、足三里、地机、昆仑。

24. 预防中风　百会、风池、曲池、合谷、肩髃、环跳、风市、绝骨、足三里。

25. 风湿性关节炎

方法一：大椎、肺俞、肝俞、曲池、膝眼、阳陵泉、丘墟。

方法二：肺俞、心俞、阳陵泉、委中。

方法三：阳池、心俞、膈俞、右肝俞、阳陵泉、膝眼、阴陵泉、光明、下巨虚。

26. 肋软骨炎　右肺俞、左内关、左悬钟、右足三里。

27. 肋间神经痛　肺俞、肝俞、期门、章门、内关、丘墟、行间。

28. 癫痫

方法一：神阙、大杼、肺俞、足三里、丰隆。

方法二：腰俞、腰奇、会阴、鸠尾、神阙、肺俞、肝俞、申脉、照海。

29. 癔证　肺俞、心俞、脾俞、大陵、照海、光明、悬钟。

30. 震颤麻痹综合征　少海、心俞、郄门、太冲、太白、足三里、太溪。

31. 哮喘性支气管炎

方法一：定喘、肺俞、肝俞、膻中、足三里、丰隆。

方法二：肝俞、膈俞、左肝俞、中府、乳根、足三里。

32. 咳嗽（肺纹理增粗）　肺俞、心俞、脾俞、足三里。

33. 过敏性哮喘

方法一：肺俞、左心俞、右肝俞、膻中、足三里。

方法二：定喘、肺俞、心俞、膻中、膈俞、中脘、丰隆。

34. 过敏性鼻炎　风府、风门、右肺俞、足三里。

35. 体虚感冒　大椎、风门、肝俞、足三里。

36. 荨麻疹（风疹块）　肺俞、肝俞、脾俞、曲池、血海。

37. 高血压

方法一：右风池、肺俞、厥阴俞、左肝俞、脾俞。

方法二：肺俞、膈俞、脾俞、京门、跗阳、内关、足三里。

方法三：厥阴俞、肝俞、内关、太冲、涌泉、足三里、三阴交。

38. 功能性心律失常

方法一：心俞、右肝俞、郄门、条口、丰隆。

方法二：心俞、巨阙、内关、郄门、丰隆、足三里。

39. 慢性风心病心功能不全

方法一：肺俞、心俞、右肝俞、郄门、足三里。

方法二：心俞、肝俞、郄门、足三里。

40. 冠心病　右肺俞、膏肓、神道、左少海、郄门、内关、丰隆。

41. 心脏神经官能症　神道、心俞、巨阙、内关、丰隆、足三里。

42. 心绞痛　厥阴俞、心俞、肝俞、膻中、郄门、内关、丰隆。

43. 室性早搏　肺俞、左心俞、胃俞、巨阙、内关、足三里、太溪、三阴交。

44. 大动脉炎（无脉症）　厥阴俞、脉口、太渊、尺泽、足三里。

45. 胃窦炎

方法一：膈俞、右肝俞、足三里、右上巨虚。

方法二：肺俞、膏肓、内关、足三里、委中。

方法三：左大杼、左肝俞、右脾俞、内关、照海。

46. 浅表性胃炎　肺俞、肝俞、胃俞、足三里、委中。

47. 胃脘痛（胃神经官能症）　厥阴俞、中脘、内关、足三里。

48. 萎缩性胃炎

方法一：风门、督俞、肝俞、胃俞、内关、足三里。

方法二：肺俞、膏肓、肝俞、左内关、足三里、左丘墟、复溜。

49. 阳痿不举　龙门、曲骨、神阙、志室、太溪、交信、肾俞、命门。

50. 梦遗滑精　心俞、至阳、神门、关元、照海、交信。

51. 月经不调　肺俞、肝俞、脾俞、复溜、三阴交。

52. 白带　脾俞、章门、带脉、腰阳关、血海、三阴交。

53. 胎位不正　至阴、肺俞、肝俞。

54. 月经痛　肺俞、脾俞、肾俞、关元、合谷、三阴交。

55. 更年期综合征　肺俞、膏肓、膈俞、脾俞、足三里、血海、三阴交。

56. 功能性子宫出血　隐白、血海、孔最、然谷、膈俞、肝俞。

57. 子宫脱垂　大杼、肝俞、百会、中极、带脉、大敦、曲泉。

58. 宫寒不孕　天柱、肝俞、肾俞、陵后、血海、地机、合谷、三阴交。

59. 阑尾炎

方法一：气舍、温溜、太冲、阑尾穴（三里下二寸）。

方法二：气结、阑尾穴、胃俞、太白、公孙、足三里。

60. 神经性呃逆

方法一：中脘、内关、足三里、太冲、关元。

方法二：膈俞、左内关、左太冲、右足三里。

61. 食道神经官能症　右肺俞、厥阴俞、左膈俞、右肝俞。

62. 胃十二指肠溃疡

方法一：厥阴俞、左膈俞、肝俞、足三里。

方法二：肺俞、膈俞、上脘、中脘、委中、照海、下巨虚。

63. 神经性呕吐　内关、中脘、膻中、中庭、劳宫。

64. 早期肝硬化

方法一：肺俞、肝俞、脾俞、中脘、神阙、关元。

方法二：胸中大腧、膈俞、左肝俞、右胃俞、太冲、太溪、期门、水分、内关、阴陵泉、上巨虚、足三里。

65. 慢性结肠炎　肺俞、肝俞、脾俞、太溪、京门、足三里。

66. 泄泻（过敏性结肠炎）　神阙、脾俞、胃俞、水分、肾俞、大肠俞。

67. 慢性细菌性痢疾　神阙、大椎、脾俞、三阴交、复溜。

68. 慢性消化不良　脾俞、胃俞、神阙、足三里。

69. 肥厚性胃炎

方法一：大杼、肺俞、膈俞、胃俞、太冲、足三里。

方法二：厥阴俞、膈俞、中脘。

70. 结肠过敏（肠神经官能症）　风门、肺俞、大肠俞、天枢、上巨虚。

71. 习惯性便秘　支沟、天枢、大横、足三里、三阴交。

72. 萎缩性胃炎　肝俞、胃俞、风池、太冲、阳陵泉、上巨虚、委中。

73. 肝脾肿大　脾俞、膈俞、脊中、章门、中脘、足三里、阴陵泉。

74. 痔疾出血　曲泽、二白、长强、承山、委中。

75. 脱肛　百会、天枢、大肠俞、内关、足三里。

76. 腹股沟斜疝　腹结、腹哀、大敦、三阴交、复溜、上巨虚、足三里。

77. 疟疾　大椎、陶道、间使、脾俞、神阙。

78. 肺门淋巴结核　膏肓、肾俞、鱼际、中府、太渊、太溪、足三里。

79. 血小板减少性紫癜　风门、肺俞、膈俞、肝俞、曲池、血海、足三里。

80. 粒性白细胞减少　大椎、陶道、膏肓、肝俞、神阙、脾俞、足三里。

81. 虚劳发热　间使、膈俞、至阳、脊中、足三里。

82. 乳腺增生　肺俞、左心俞、右肝俞、肩井、天宗、左膺窗、右丰隆。

83. 肾积水　左膏肓、右志室、左偏历、足三里、左阴陵泉、交信。

84. 肛门发痒　二白、地机。

85. 腹股沟直疝　局部痛点、神阙、会阴、大敦、足三里。

86. 阴痿（阴茎痛）　大敦、中都、交信、足三里。

87. 阴部肿痛　大杼、足三里、右复溜、三阴交、昆仑、太溪。

88. 避孕　石门。

89. **减肥**　肺俞、肝俞、期门、章门、大横、天枢、神阙、腰阳关。

90. **多梦**　心俞、神门、太冲、三阴交。

91. **嗜睡**　风池、肺俞、郄门、内关、足三里。

92. **乙肝**　膏肓、至阳、膈俞、肝俞、期门、温溜、光明、足三里。

93. **噎膈**　肺俞、膏肓、膈俞、膻中、孔最、地机、商丘、照海、然谷。

94. **黄疸**　至阴、至阳、肝俞、胆俞、阳陵泉、神阙。

95. **贫血**　肺俞、膏肓、膈俞、脾俞、公孙、足三里。

96. **传染性肝炎**　大杼、肺俞、神道、至阳、胆俞、期门、足三里。

97. **小儿腹泻**　神阙、胃俞、水分、天枢。

98. **小儿破伤风**　神阙、脐旁青脉、然谷。

99. **小儿疳积**　夹脊穴、膏肓、神阙、足三里。

100. **小儿遗尿**　关元、神道、神阙、三阴交。

结 束 语

　　《经典中医》是一本全科中医高等教育的重要参考书。作者站在医学前沿，从事中医、中医现代化和中西医结合研究的三十多年间，周密思考、深层次挖掘古典医著《黄帝内经》等四大经典著作，从而做出对医药卫生发展有引领性的一些论断，其知识性、趣味性、前瞻性在国内独树一帜。

　　作者一生中一直从事中医临床工作，感受到中医学的科学伟大。书中内容，为作者亲身实践领悟，独自发掘修复整理，凭着自己钻研精神获得了修复"经典中医"的成功。1990年底，第四军医大学西京医院收治了一名脑血管瘤，前前后后从内科到外科，反复检查，最危险的脑血管造影都做了，最后还是因为诸多原因，医院告诉患者现行医疗手段解决不了患者的病痛。患者在医院住院三个月下来，脖子肿得跟头差不多一样粗，等死的心情大家可想而知。作者当时也是偶然在公交车上遇到患者的女婿，介绍之后用了不到两个月，患者经治疗病情竟然得到完全恢复。十几年中患者想尽各种办法给作者做宣传，但专家一个个都说这是"个例"，说明不了什么。

　　现在人们都过上好日子，把健康看得很重。无论谁都最怕得病，得了病又怕找不到好医生。作者年轻的时候，一位患者很不礼貌地跟作者说过一句玩笑话："医生好比茅坑边的石头""冷然货"。这句话表露出人们对医生的不尊重，对医学发展的不重视。切实说，再富有、官再大的人，丢了生命干啥事都不值得。当真的有一天疾病落在自己头上，再想找好医生就来不及了。

许多人以为自己一辈子都用不着医生，对医生的工作不以为然，当着急的时候，才会想到给自己找一个好医生。历史上，很多方面对医学发展、对医生培养不重视，导致千余年来中国医学的倒退。许多对社会有贡献的人仓促之间，手忙脚乱，"病重乱投医"，找不到好医生，耽误了病情。

作者介绍说：曾有一次，其岳丈突然电话中呼救，说他正在沙发上低头看手机，突然头脑"嗡"的一下，晕得不行，看看该掐哪个穴位？事后才知，患者当时突然感觉头特别"晕"，浑身没有一点气力，冒虚汗，身子一点也动不了，急得要死。问作者要"点"哪个穴位？当时说话，已是声音低沉、含糊、断断续续。不想法子，人就要不行了。可患者电话中说身边没人，这该怎么办？不容多想多说，这是脑血管意外，甚或是脑出血先兆。作者赶紧告诉对方，立即跪在沙发上，头低下，尽量两手向前，抱头静卧休息。当时作者没有多想，脱口而出，做了这样的安排。电话那头没有了声响，电话这头着急地等待着对方消息。并通知他另外的亲人，赶紧回家去照料。一个70多岁高龄的人，突然一下就如此病重，就在医院旁也难以应对。

到底还算这位岳丈命大，电话中所告知的那个办法也灵。约十分钟过去，有了消息，那头已有儿媳赶到门口。当时的敲门声已经惊醒了屋里的人，说缓过神来了，电话这边的人这才松了口气。就这次之后，慢慢一步步见好，后来也没去医院。作者根据病情草拟了一个处方，方名"小续命汤"。加了几味兼有凉血、搜风、定惊的中药，微信发了过去。再后来虽精心护理，一个多月后又照样犯病，去医院住院解决不了，最后千里迢迢，通过"平脉查体"医疗，彻底解除了这一"脑血管意外"危象，同时还彻底"和平"消除了二十多年"高血压、糖尿病"的顾虑。

作者有多年基层工作的经验，脑血管疾病发作抢救一定要及时。中风昏迷不醒，左右偏瘫，舌强不语，就在这一时，要看抢救得及时不及时，否则后果不堪设想。患者当时发病，已是阴阳两虚，虚阳外越，及时采用这一"自我保护"动作，来一个身体"蜷卧""低头、抱膝、静养"，很快就能起到"济阴潜阳""调理气血阴阳"的作用。

在作者的记忆中，有几位知心朋友却没有这样幸运，麻斌峰先生就是其中一个。以前麻先生跟作者在一起相好，麻先生是记者，报道过作者在医疗方面的事迹。1986年，在《丹朱和他的后人》一书中，麻先生把作者的事迹连同地委书记等十几位先进事迹都一块记录在这本书里。大概在2003年，阔别多年之后，作者回到故乡，才听说麻先生多年前已经暴病身亡，青年作家贾平凹也送去挽联悼念他。

这位记者后来创办报社，当了宣传部副部长兼报社社长。就在报社房子盖了、设备买了，事业蒸蒸日上，第二天就要隆重开业的前一个晚上，出了人命。家属这样叙述经过，人已经忙碌了很长时间，太累太累的时候，又觉得事事满意，兴奋不已。倒在床上，跟5岁的孩子骑马马玩耍。孩子骑到他背上，他一使劲，突然脑后一震，像一条筋断了似的，人马上要晕了过去的样子。自觉天旋地转，想站已经站不起来，舌根硬了说不出话来。直指电话机，意思让人叫车。后来还勉强爬到厕所门口，吐了。到医院已经昏迷不醒，虽然多方抢救，终因为脑干出血，不治身亡。

中医讲"喜伤心"，兴奋太过，就会造成一定病变。麻先生之死，很直接的一个原因，是劳累过度加上"喜伤心"。还有，在"文化大革命"前后有一桩事，跟这样的情形差不多。有一"犯人"，"文化大革命"期间被打成反革命坐监狱。几年后政策落实，他就要出狱回家团圆了，家里人带来很丰盛的红烧肉让他吃。他在特别兴奋的时候吃了红烧肉，马上就觉得人不行了，就这样突发心脏病死了。

中医古法中有许多妙招，当讲到麻斌峰先生这样的情形时，作者介绍说，抢救时，先别慌，冷静一点，适时适度地找机会急救。在脑干出血初期，只是神经紧绷，虚汗淋漓，抓住这一点，身边人应轻轻走到患者跟前，用手掌从脑后向脊背轻轻循按，要力争在最短时间能把虚汗收敛下去。让患者就地躺卧，不能乱动，等手掌心把背部稍微温暖一点，出血的概率和出血量就会大大降低，这是很有道理的中医急救手段。

这本书把经络穴位治病的道理说得非常透彻，把中药治则治法讲得如此简明扼要和灵活轻巧，千余年来还是第一次。因为历来名家都不从事"穴位反应"这一能够揭示"脉诊"原理的研究，所以很少有人能把藏在中医古籍里的深不可测的玄机奥妙讲清楚。扩大中医药在全球的影响力，要先把自己的中医水平搞上去，然后再把一个完美的中医文化介绍给世界。

作者希望能尽快把书中的知识介绍给有识之士，在我们这个时代，让中医再度焕发出辉煌和耀眼的光芒。这是期盼！有患者送给作者一副对联，上边写着：千年铸一剑，百世出名医。建设"健康中国"，实现民族文化伟大复兴，我们赶上了新时代。读了《经典中医》这本书，相信您一定会为中华民族拥有五千年优秀中医文化而感到骄傲，并为之震撼！

试问，是谁造就了中华古老中医文化如此灿烂辉煌？是中华大地物华天宝，是东方神州国运昌盛！